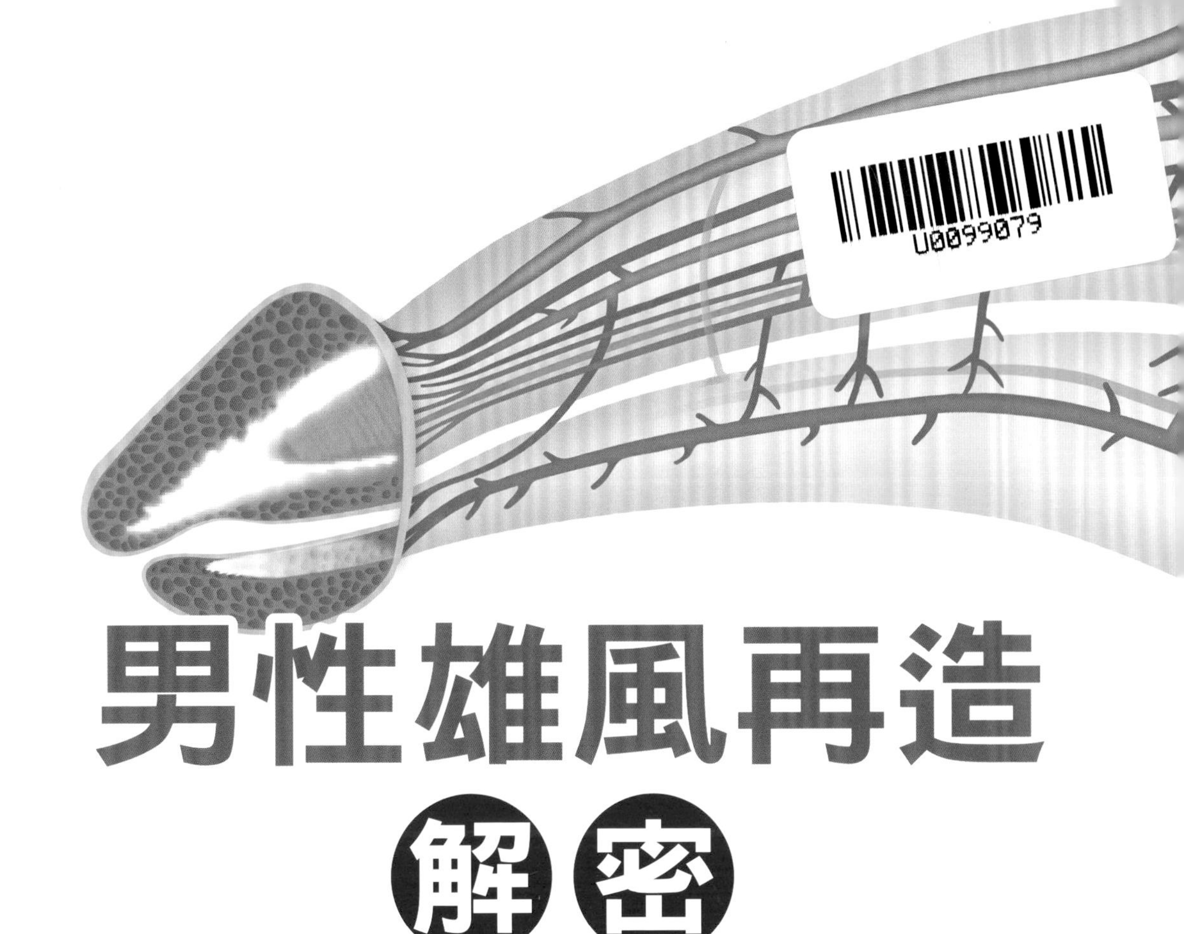

男性雄風再造解密

國際男性醫學權威 許耕榕 ◎著

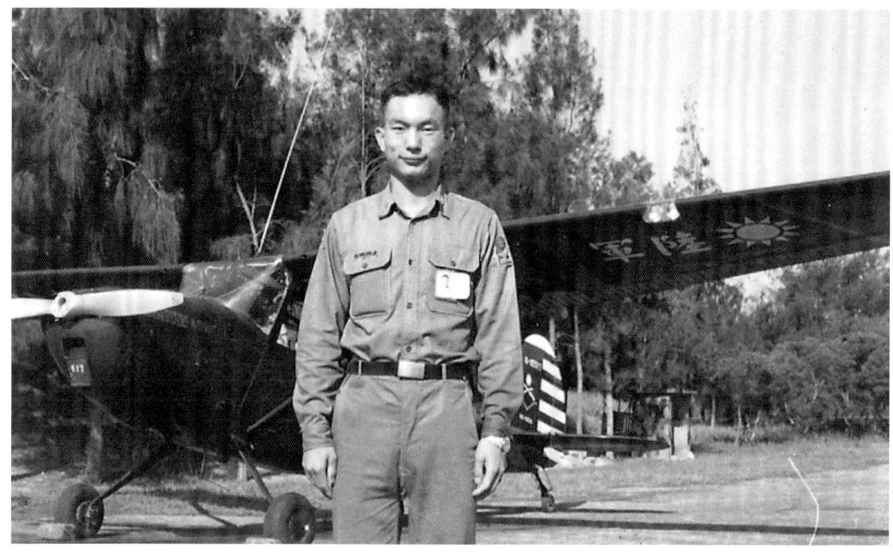

1972年作者服務於金門砲指部航空分遣隊時所攝

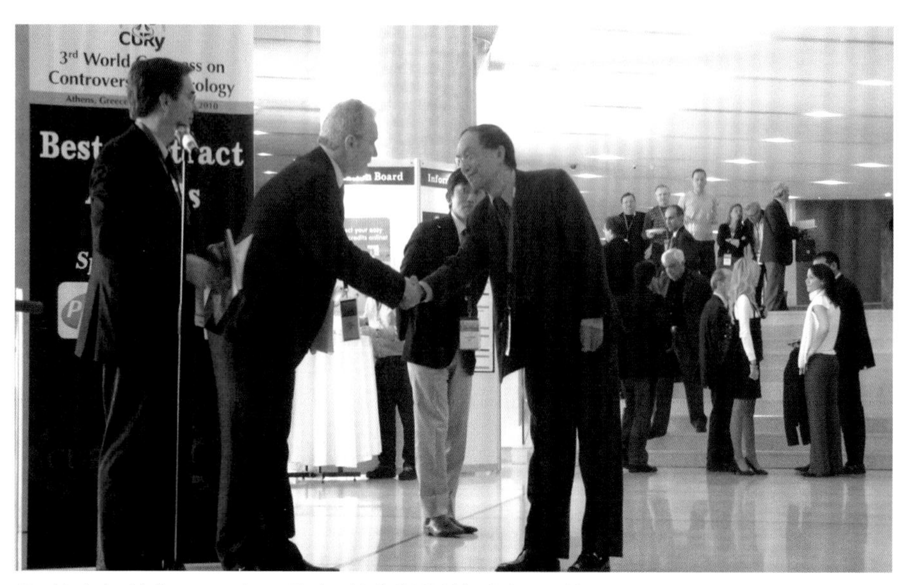

作者（右前）2010年2月在雅典舉辦的「世界第三屆泌尿學爭論議題討論大會」（Controversies in Urology），因「陰莖靜脈是勃起的決定者：往生人體解凍後的流體實驗證據」而獲獎。

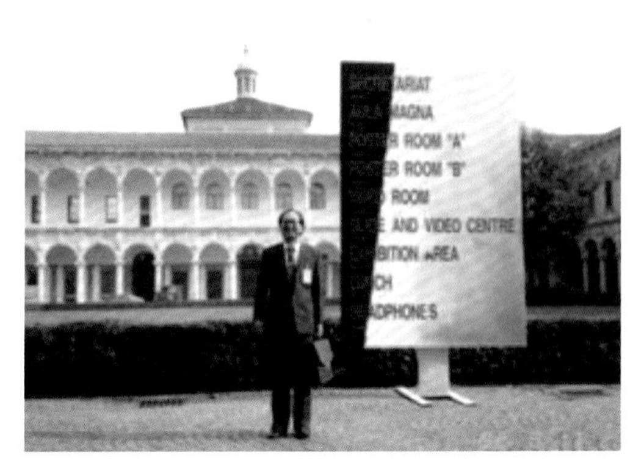

1992年，許耕榕醫師（Geng-Long Hsu, M.D）參加世界性功能障礙研究學會第五屆學術研討會，獲頒第一、二獎論文發表會。攝於米蘭大學入口。

評審委員Dr. R.W. Lewis祝賀許耕榕醫師，並說：恭喜你，你一下子變得太富有了（囊括三項大獎），所以我們不得不要你拿出一部份給其他人。左起：呂福泰教授、許耕榕醫師、Dr. R.W. Lewis。

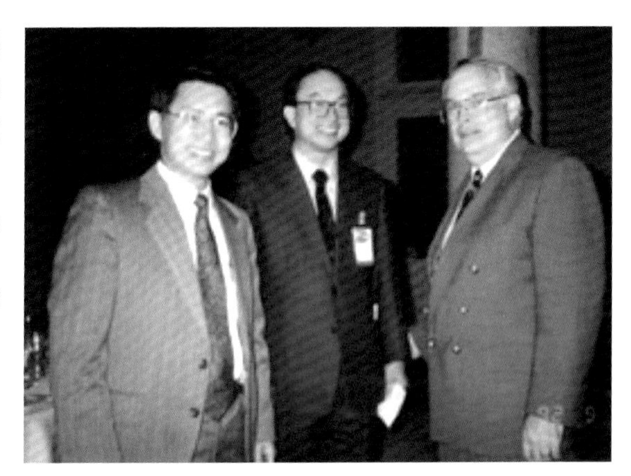

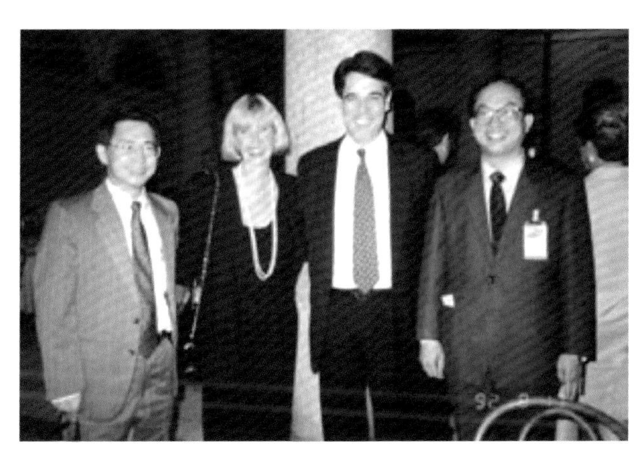

評審委員Dr. Robert J. Krane祝賀許耕榕醫師。左起：呂福泰教授、Dr. Robert J. Krane及夫人（波士頓大學醫學院）、許耕榕醫師。

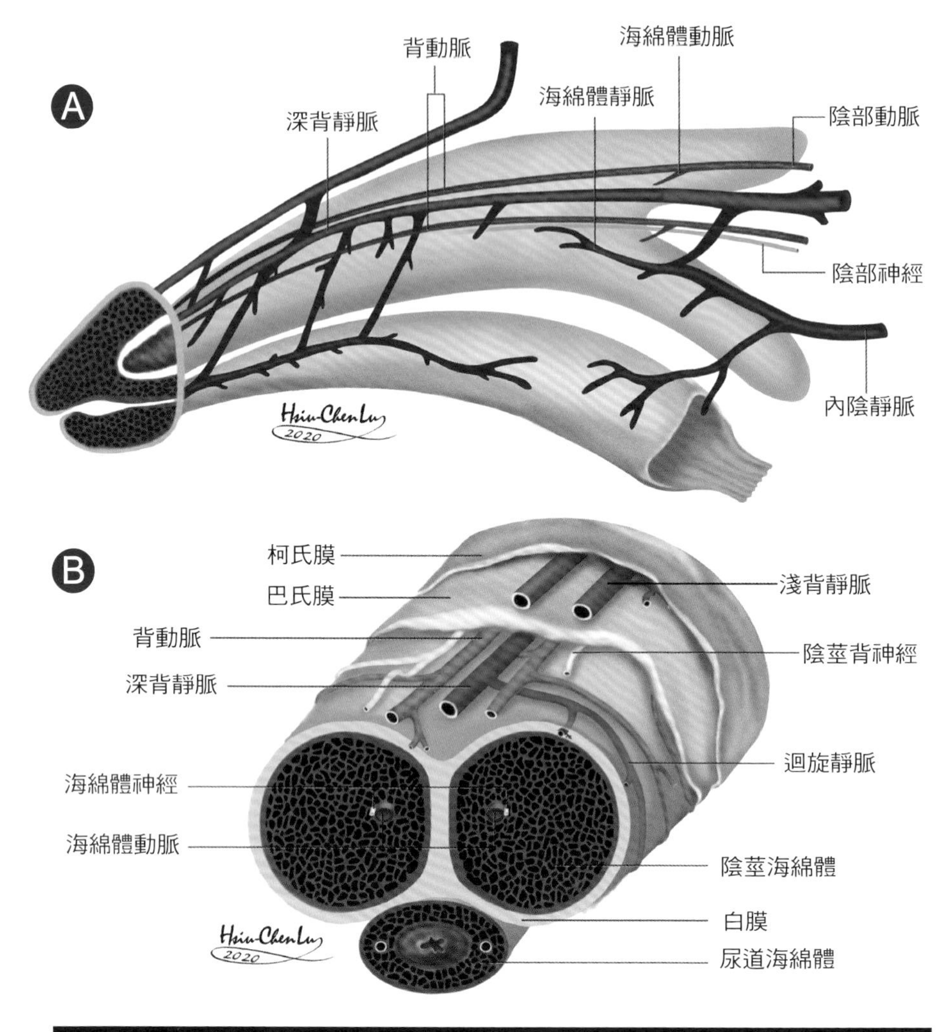

古今中外教科書版本的人類陰莖結構是舉世共識的陰莖解剖圖

Ⓐ **陰莖側面圖：**單一的深背靜脈居中，被左右兩側的背動脈所挾持，並由環狀靜脈引來尿道海綿體與陰莖海綿體的血液。白膜僅單層環繞圍住陰莖海綿體，厚度與強度360度勻稱，所以背側與腹側相同，亦即人體其他部位的靜、動脈數2：1的通則在陰莖是例外。龜頭部純粹由海綿竇組成，龜頭內無相當於狗鞭骨頭之遠端韌帶。

Ⓑ **陰莖中段的切面圖：**介於巴氏膜及白膜間之靜脈僅有1條，兩個陰莖海綿體合而為一，所以中膈的厚度加倍。

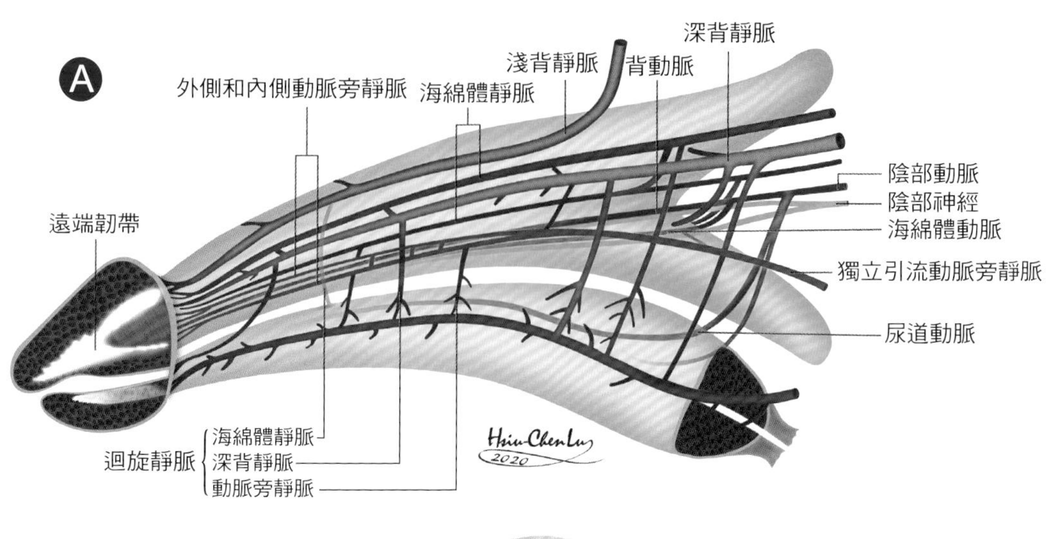

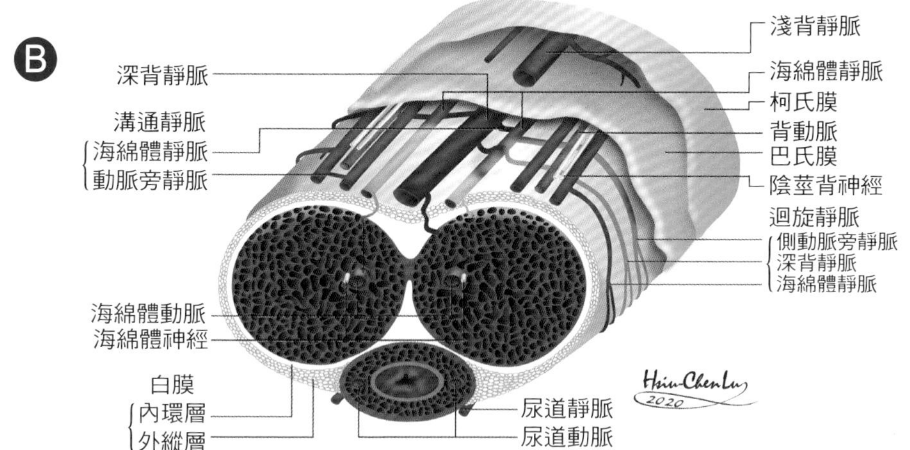

人類陰莖靜脈解剖學新解，是陰莖靜脈截除術的嶄新藍圖

Ⓐ **陰莖側面圖：**居中的深背靜脈是陰莖3支柱狀體的共同回血管道，由釋出靜脈引流陰莖海綿體的血，並由環狀靜脈引流尿道海綿體的血；本靜脈兩側均有海綿體靜脈挾持，後者緊貼白膜，更貼近、分佈陰莖海綿體的全長，而且直接與龜頭海綿竇相通。較側邊的兩條背動脈，各自有其內側及外側動脈旁靜脈挾持，最後同名靜脈兩兩在陰莖門部合而為一。

Ⓑ **陰莖中段的切面圖：**介於巴氏膜及白膜之靜脈有7條之多，而非一般所認為的1條，到達陰莖門部則剩4條。

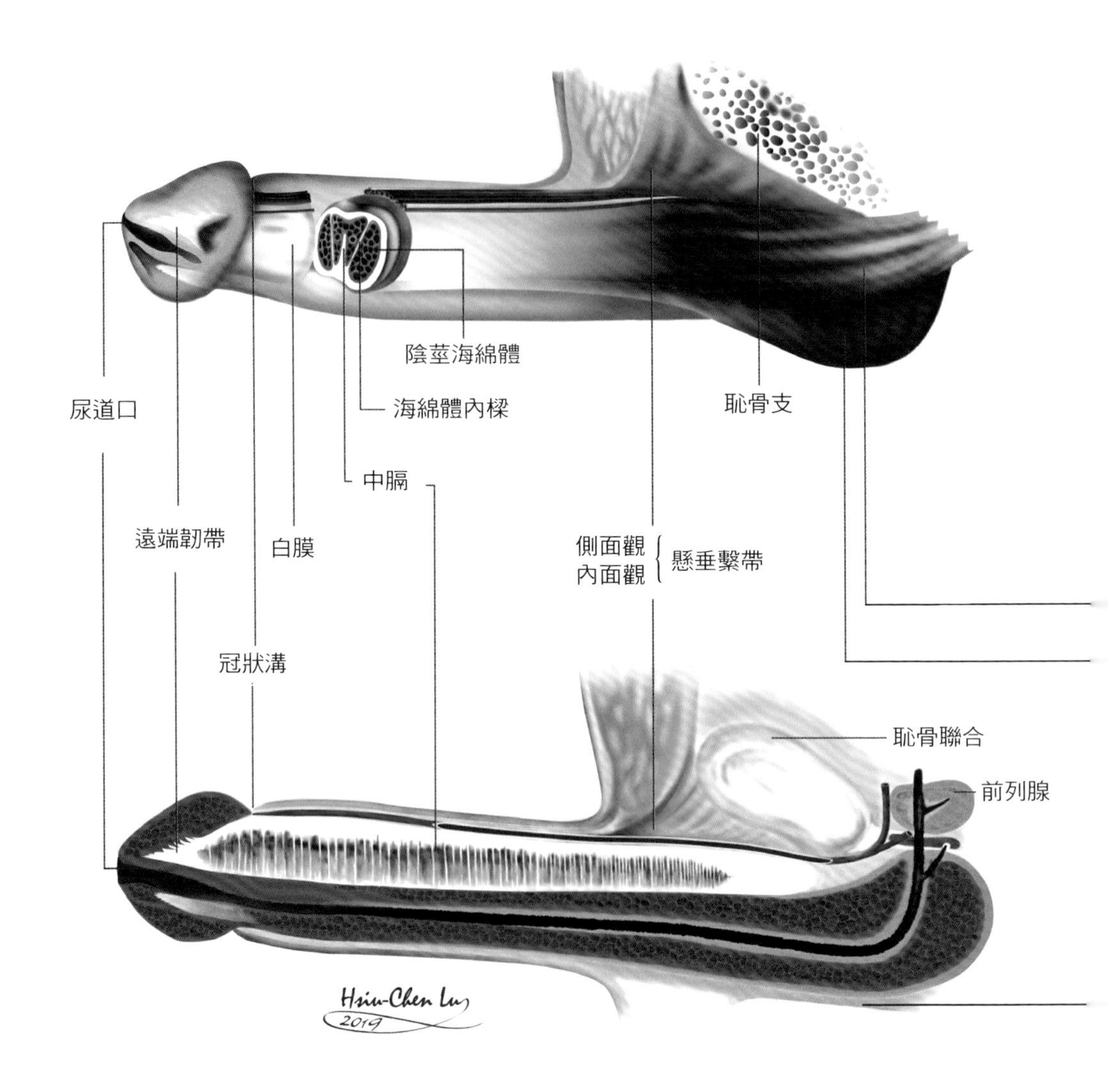

人類陰莖骨骼肌和平滑肌的關係描繪圖

1支陰莖可有2支陰莖海綿體及1支尿道海綿體，後者前接龜頭（像戴頭盔），內含尿道，後續攝護腺；陰莖海綿體、尿道海綿體與龜頭分別有獨特的海綿竇，竇壁的主要成份是平滑肌。層層圍住陰莖海綿體的白膜，有各含纖維束的內環

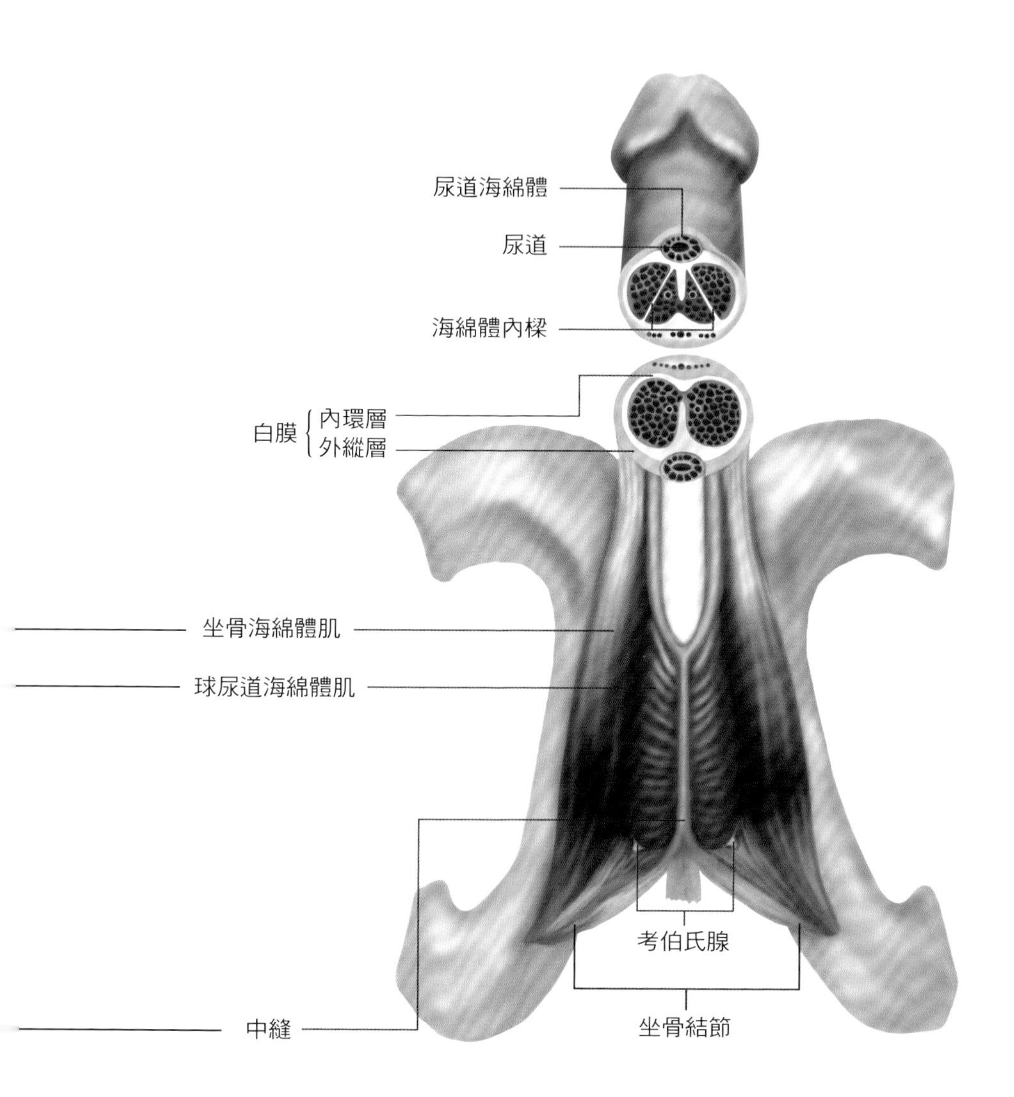

層與外縱層，內環層完全包圍住陰莖海綿體，往內的延伸物海綿體內樑與中膈協力強化支撐海綿竇，前者在陰莖遠端更豐富。外縱層往龜頭延伸並聚集於尿道12點鐘方位，此即遠端韌帶；在近端尿道海綿體被尿道海綿體肌所挾持，而陰莖根部則被恥骨海綿體肌所包圍，兩者都屬於骨骼肌系統的構造。

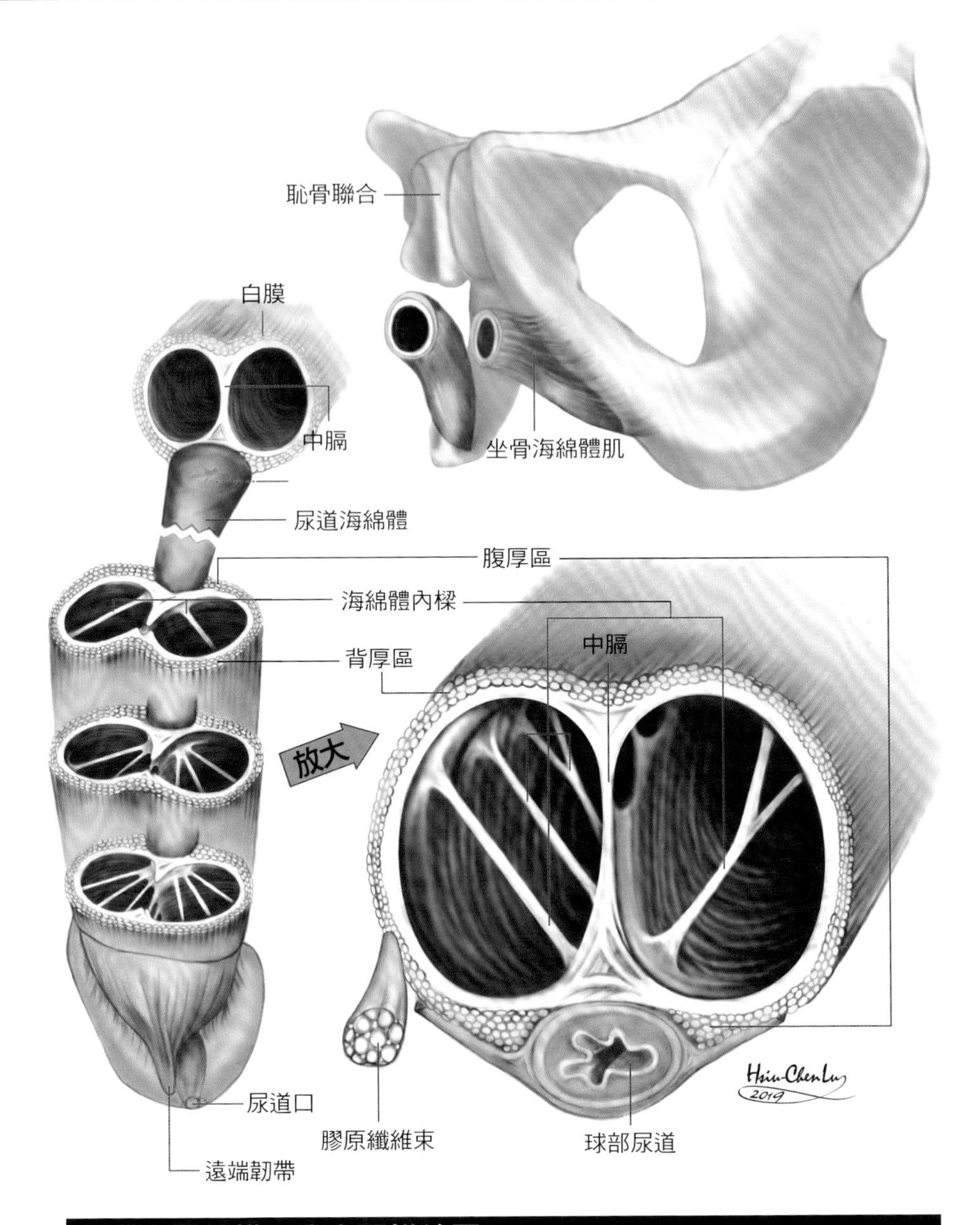

陰莖白膜結構三度空間描繪圖

陰莖海綿體的白膜是雙層的，有內環層與外縱層；內環層與海綿體內樑包圍並支撐海綿體。外縱層宛如肌肉的韌帶，縱向排列，圍住內環層，但在5～7點鐘與尿道海綿體交界的方位缺如，背側的膠原纖維束則往龜頭內部延伸，在尿道的12點鐘方位形成強韌的遠端韌帶。中膈在陰莖懸垂部，其背側並不完全，但在趨近陰莖根部則漸形完全，再一分為二變成兩側陰莖腳，沒入恥骨海綿體肌中。

目錄

目錄

推薦序一

1991～1992年間，許耕榕醫師是美國加州大學舊金山分校泌尿部實驗室眾多研究員之一。當時的研究員均有其政府研究計畫、非營利單位或基金會的支助，被研究迷了心竅的他，未得任何補助便毅然奔向我們的實驗室。因經濟所需，他日日打工，週末才回洛杉磯探望妻小。

陰莖白膜與神經血管叢對勃起過程與勃起功能障礙異常重要，當時我們研究室的主要興趣是釐清兩者的角色。許醫師夜以繼日地解剖人體陰莖的顯微構造、測量各結構的強度及其功能的含意。他將實驗成績整理成三篇論文，分別參與1992年「國際陽萎研究醫學會」世界大會的三類論文競賽。

就在大會頒獎前夕，我接到丹麥籍會長戈爾牧・華格納的緊急諮商電話，他先恭喜我的研究員許醫師囊括三類論文首獎，但他也鄭重致歉無法將三個獎項頒給同一人。此無典載的故事足可證明，在陽萎領域，許醫師的研究成果是何等重要。

歷年來，許醫師將其研究成績應用到臨床上，在諸多障礙與失敗過程中，他持續學習、改良，甚或發明多種方法，他提升許多人的生命品質，而且受到諸多受惠者的激賞。

過去30年，不論內外科醫學，新技術、醫學設計、巧奪天工的小器械，均如雨後春筍大爆發，每個領域都有空前的機會。希望本書的問世，得以激發年輕的研究員與泌尿科醫師們展開學習、改良，甚或發明之旅。

呂福泰 科學榮譽博士
美國外科學院院士
美國加州大學舊金山分校泌尿部教授暨副主任
伊彌爾唐納國捐贈臨床泌尿學研究主席

Preface

Tom F. Lue, MD, ScD（Hon）, FACS
Professor and Vice Chair of Urology
Emil Tanagho Endowed Chair in Clinical Urology
University of California, San Francisco

Dr. Geng-Long Hsu was one of the research fellows in the urology laboratory, at University of California, San Francisco from 1991～1992. All the research fellows at that time were supported by funding from the government agency, non-profit organizations or foundations. Dr. Hsu was so determined to pursue a research career that he came to the laboratory without any external support. To save money, he would work everyday for a month and then took a weekend off to LA to see his wife and children.

The main interest of the laboratory at that time was to investigate the role of the tunica albuginea and the neurovascular bundles in penile erection and erectile dysfunction. Dr. Hsu spent days and nights dissecting the micro-structure of the cadaveric penis, measured its breaking strength and formulate a working hypothesis of the function of each structure. He summarized his hard work into 3 separate manuscripts and submitted them to 3 separate categories of essay contest at the 1992 International Society of Impotence Research meeting.

Just prior to the meeting, I received a call from the president of the society, professor Gorm Wagner of Denmark for an emergency consultation. He congratulated me that my fellow Dr. Hsu's paper won the first prize in all 3 categories but apologized that he could not give all three prizes to a single person. This untold story is a testament to the importance of Dr. Hsu's work in the field of impotence research.

In the ensuing years, Dr. Hsu continued his quest to apply his research to clinical applications. Amidst many obstacles and frequent failures, he continued to learn, improve and invent. He has improved many people's quality of life and is admired by many who have benefited from his care.

The past 3 decades have seen an explosion of new technologies, devices, gadgets and application of state-of-the-art tools to medicine and surgery. There are unprecedented opportunities in every field. I hope this book will stimulate young generations of researches and urologists to continue to learn, improve and invent.

許耕榕教授的成就充滿傳奇。以其舉世獨特的外科療法而「雄風再造」者遍及世界各國，包括澳洲、比利時、加拿大、中國、英國、法國、希臘、印尼、韓國、馬來西亞、挪威、菲律賓、瑞典、臺灣、泰國與美國等地，患者絡繹於途，無不視他為天使，更有來自澳洲、加拿大、希臘、韓國、瑞典、泰國與美國的泌尿科醫師與外科醫生，陪同患者來臺觀摩或求教，目睹手術過程，蔚為奇觀，而自嘆弗如。雅典的泌尿科醫師，2009年更陪同病人來臺取經，親自參與遠超越現有技術的絕活。

眾多嘗試各種醫學治療法罔效的陽萎或陰莖畸形患者，許教授均能以天賦超群的技藝，巧妙恢復無數家庭的「性」福及衍生而來的幸福，讓他成為這個領域的傑出先鋒。

自許教授任職基督復臨安息日會臺安醫院的泌尿科主任開始，我們相識已逾25年。我擔任許教授的論文主編多年，為他處理一系列男性陰莖解剖學、勃起流體動力學及其臨床應用醫學相關革新論文，現在又為本書作序，深感榮耀。

艾恩宏 博士
美國蒙大拿州榮譽州務卿
奧地利聯邦總統漢尼茲費雪爾博士頒發
「奧地利共和國偉大貢獻榮譽勳章」得獎者

Preface

Dr. E. F. Einhorn
Honorary Secretary of State of the State of Montana, USA

Recipient of the 「Grand Decoration of Honour for Services Rendered to the Republic of Austria」 from the Austrian Federal President Dr. Heinz Fischer

The accomplishments of Professor Hsu, Geng-Long are legendary. The many men on whom Professor Hsu operated, whose potency he restored, from Australia, Belgium, Canada, China, England, France, Greece, Indonesia, Korea, Malaysia, Norway, Philippines, Sweden, Taiwan, Thailand and the United States, consider him to be an angel. Urologists and surgeons have come from different parts of the world such as Australia, Canada, Greece, Korea, Sweden, Thailand and the United States, even accompanying the would-be patients, to observe and witness the operations, 「in a well-equipped laboratory, staffed by a team of professionals whose technical skills in micro-surgical practice far surpass the prerequisite.」

Professor Hsu's ability to offer and provide solutions to all who「suffer from a form of erectile dysfunction that has proven unresponsive to conventional medical solutions」 or「possess a morphologic abnormality in the penis」has made him a outstanding pioneer, has been a「godsend」to the stricken, and has restored happiness to so many families.

As one who has known Professor Hsu for over 25 years during which he was also Chief Urologist at the Taiwan Adventist Hospital, and who has served Professor Hsu as Editor-in-Chief to his publications for many years, dealing with innovative penile anatomy, erection hemodynamics and their clinical applications, I am proud to be able to write this Preface.

推薦序三

1987年我服完兵役返回台大醫院擔任第一年住院醫師，在醫院的中央走廊遇到迎面而來的許耕榕醫師正快步前進，當時許醫師已是泌尿科第三年住院醫師，隨口問了一句：「老哥走這麼快要去哪裡？」「要到大體解剖實驗室取器官sample。」

時間再倒回1978年，當年還只是大一的我們，正忙於應付大學共同科目時，許醫師已在台大宿舍內開始拿我們這些同學當針灸的對象，大二時更通過了中醫師檢定考。

學號6740的台大醫學系這一班，來自全國最優秀的學生，但是許醫師的學經歷堪稱是台灣醫學史上最特別的一位，在考上台大醫科前，他已擔任軍職負責維修直昇機長達6年，並帶職進修完成了成大工業管理系的學業，許醫師如此特別的學經歷，似乎早已預告了上帝要給他的艱鉅任務。

1992年陽痿醫學世界大會於義大利米蘭將基礎與臨床兩個獎都頒給許醫師，奠定了許醫師「世界男性醫學權威」的地位，獲獎之後許醫師更兢兢業業於勃起障礙的各項研究，相關論文持續每年發表，逐漸找出為何傳統陰莖「靜脈結紮術」之所以效果不彰的原因，並創新「靜脈截除術」以求進化，這30年間，幫助了數千位來自海內外受「勃起功能」所困的男士們，讓他們重得人生春天。由於手術過程不能使用電刀止血，也必須將所有滲漏的靜脈找出，所以需要有相當的顯微手術技術，許醫師希望能有更多的年輕醫師投入，他也會毫不保留的指導後進傳承他所發明獨步全球的技術。

我以身為許醫師的同學為榮，在我開業的27年中，若有男性功能困擾的朋友，當然轉介給許醫師，其中有外國朋友也有本國朋友，大都能得到明顯的改善。當然，勃起功能與身心平衡習習相關，有關身心障礙部分就不是許醫師可以完全掌握的，個人以為這也是許醫師雖然已將男性生殖器官完全解構，但手術治療效果並不可能達到100%的原因之一。「藝高人膽大」，許醫師對於某些極度艱難個案，以全然熱誠的心接受挑戰，應無人能出其右。

《男性雄風再造解密》延續許醫師一系列相關著作，讓我們看到「先驅者」的努力不懈，個人以一個基層的家庭醫師，並非男性學專家，謹以許醫師長久以來的同學兼好友，忝為之序，並祈更多年輕醫師能效法許醫師墾荒的精神，持續研究創新。

我所敬佩的同學許耕榕醫師，一位踽踽獨行的勇者，一位「愚公」，完成了幾乎不可能的任務。

高有志 醫師
養和健康管理中心院長

自序

古今中外，陽痿是個永遠熱門的老問題。

在西元前6世紀就有告子曰：「食色，性也！」可見食與色，雖非等量齊觀，卻能相提並論。「性」是人之本能，西元前3世紀時，便有秦始皇派遣徐福率領八百童男女，向東海尋求長生不老藥的傳說。聰明的秦始皇必知長生不可得，但求與性攸關的不老藥而已，偏偏「性」又是做得說不得的事，才假託藉口求藥，必定扼腕威而鋼沒被發現。

1993年有位瀟灑的第二屆新科立委邀宴，席間忌談陽痿，隔了6年才向我尋求陰莖靜脈截除術，自述陽痿10餘年。幸哉，如患6年，豈不是當選立委就「立刻陽痿」？1994年友人就診時，因女護士在旁，故輕輕細稱「中常委」，我聽其進一步解釋為「中間常常陽痿」，才開竅。華人社會保守，對那話兒的問題總是「低調」。

歐美則風氣開放，更努力耕耘本課題。威而鋼、犀利士、樂威壯等藥物相繼問世，都是了不起的成就，然而許多病人口服初始有效，卻漸漸失效；而基因療法應用於陽痿似乎有些「雷聲大，雨點小」；看起來植入人工陰莖是最終而可靠的方法？可惜此法違反自然。我不禁反思，作為泌尿科醫師，開發更合乎自然的治療方式，絕對責無旁貸。

1985年6月，經歷嚴謹的顯微手術訓練，我已能不用電刀、不需吸血設備，完成小鼠的睪丸移植；其後能以肉眼施行一般人必須用顯微鏡才能做到的精密手術，且接二連三革新人類陰莖解剖學與勃起的生理機制；1992年在世界研討會獲三項首獎。

1986年7月開始施行陰莖彎曲矯正術、陰莖靜脈截除術、陰莖深背靜脈動脈化手術及各型人工陰莖植入手術，都有不惡的成績，其中以靜脈截除術最獲青睞，有八成以上的受術者稱讚不已。但在1996年間，美國泌尿科醫學會（AUA, American Urologiccal Association）經由文獻報告的分析所提出來的「臨床指南」，卻直指陰莖動、靜脈手術不該再被採用。

臺灣現代外科醫學，可說全部來自歐美。近世紀，美國的影響力尤其無孔不入，所以與傳統講述陰莖靜脈「結紮術」大異其趣的陰莖靜脈「截除術」，也難逃「臨床指南」的魔掌。所幸，本方法禁得起任何檢驗，才能讓手術報告不斷在國外醫學期刊被刊登，且在這樣的環境下，我仍成功治療了3千例的患者，獲致斐然的成績。但這被稱為「臺灣妙方」的陰莖靜脈截除術，不論企圖複製或了解本術的人，都必須先對陰莖靜脈系統有完整的認知。

2005年7月，第三代德裔美國人瑪莉·羅曲（Mary Roach），為進行中的新書《Bonk：the curious coupling of science and sex》（中文版《一起搞吧！科學與性的奇異交配》，時報出版）前來求證這項「臺灣妙方」。該書是《紐約時報》、《舊金山紀事報》暢銷書，《舊金山紀事報》、《聖路易郵電報》、《Seed Magazine》 2008年年度好書，以及《波士頓週日環球報》五大科普著作，該書第6章即專論「臺灣妙方」。

瑪莉後來應邀到香港演講，很生動地描述了來臺灣所看到的陰莖靜脈截除門診手術、矯正陰莖彎曲門診手術、人工陰莖植入門診手術的現場，讓她大為懾服。她的演講內容引發香港傳媒與學者的興趣，所以有總部設在香港的網站如此描述：

本書第6章專論台灣醫生如何「向醫治陽痿邁出創造性一步」，這名醫生便是畢業於加州大學的Geng-Long Hsu，以為是許耕農，哪知為許耕榕。據鄭樹森教授代為打聽的資訊，許氏是「那話兒再造專家」，著有《雄風再起：威而鋼外新主張》，曾長期在基督復臨安息日會臺安醫院服務，並曾擔任台大醫院顯微手術性功能重建中心主任，羅曲女士萬里迢迢找上門，可見許氏在「那話兒再造界」已闖出大名。

我以為「有趣」的是，許大夫觀察過數以百計千奇百怪的「那話兒」後（其醫務所雪櫃（冰箱）仍藏數十具以待研究），得出其「態勢」屬「蔣中正」（即屹然直立）者絕無僅有，他對羅曲說：「男人大部分是共產黨，因為他們的那話兒都『左傾』；它們幾乎無例外的如日本人，終日大部分時間都彎腰低頭；當它們卓然而立時，則如象鼻！」真是觀察入微之詞。

上兩段摘自該香港網站敘述，讀者不難發現，其「語調生動、徵信不足」。本人始終未接受過香港任何傳媒的求證，關鍵資訊近乎「道聽塗說」。其實我畢業於臺大醫學院，曾服務於臺北醫學大學與中國醫藥大學顯微手術性功能重建中心（臺大醫院並無此單位）。如以洋人的眼光來看，恐怕認為這又是「差不多先生」另一個活生生的劇情，但臺灣妙方絕非「差不多」的態度所能達成，其過程非得有一絲不苟、堅持到底的「龜毛」態度不可。

迄今，陰莖靜脈截除手術不僅有傲人的成績，且純局部麻醉即可完成，更是另項了不起的成就，但這種高難度手術也只有更多醫師能操作才有意義。所幸，謝政興醫師歷經5年的努力，也能執行該項術式，真是大慰人心！

希望藉由此書的出版，讓各界對這「臺灣妙方」認識更深，也希望我將各項發展成功的手術、治療陽痿的技藝，推廣到世界各地的抱負可以成真，臺灣妙方能成功「妙傳」世界醫界。我傾囊致謝！阿門！

第1章

雄風再造概論

再造雄風有專攻　心醫心藥未必通　食補藥療佔大宗

派威而鋼當先鋒　低能震波也來衝　陰莖注射黃蓋功

真空引具悅王蜂　截彎取直求正中　血管重建好老公

假器植入不倒翁　延長加大莫中諷　能屈能伸萬事通

「愛得」獎得主滿人間

人類30萬年前就現身地球，不少人很讚美自己的身體構造，更自豪配備夠看的陰莖；好個命根子，能屈能伸大丈夫，能堅挺榮膺「紳士」，看來「申士」全靠健康的解剖學與合乎流體力學的勃起生理學；如陰莖勃起功能不聽使喚，該男士立刻淪為「愛得」（陽痿，ED）。

當代醫家共識：男士超過25％機率不能達成或維持堅挺的勃起以完成滿意的性交，即是「愛得」獎得主，君同意此定義之下無完人？是否得年一甲子以上的男士中「愛得」獎機率很高？您同意「愛得」這廝毛遂自薦，大約30萬年前就來為難紳士？敢問看官世間大丈夫幾人？難道地球「愛得」獎得主滿人間？

現行「男性雄風再造諸法」且看油詩一首：

再造雄風有專攻　心醫心藥未必通　食補藥療佔大宗　派威而鋼當先鋒
低能震波也來衝　陰莖注射黃蓋功　真空引具悅王蜂　截彎取直求正中
血管重建好老公　假器植入不倒翁　延長加大莫中諷　能屈能伸萬事通

1 再造雄風有專攻

不論古今中外，人類社會無不尋求治痿之道：西醫學藥劑與外科善舞、中醫學草藥與針灸共鳴，因之歷來郎中、術士、方士、巫醫、瑜珈師、冥想士多吹過法螺？西醫學東漸後似乎已達完勝之境，尤其1980年代開啟陰莖動力學之後男性功能更趨明朗，現今陽痿診治者似乎必須是專家。

2 心醫心藥未必通

只要意識清楚，男士無不受心理因素影響，以前的醫者認為90%以上的陽痿患者屬於心因導致，如今應改為：陽痿患者90%以上具有心理因素，即90%以上會因生理的病變而致心理創傷，回顧醫誌已知心理因素均數為42.8%。個性內向而多愁善感的患者，缺乏正確性知識而恐懼或沮喪也是常見的。臨床上典型的表現是「夜間磨刀霍霍，白日棄甲曳兵」，「某女前稱雄，他女前變蛹」，或突然兵敗如山倒等。其實「心病要有心藥醫，如果能好笑嘻嘻」。

筆者1985年在台大醫院為26例「愛得」獎得主至少1年者，針刺治療6周，44%受試者不但夜間陰莖膨脹改善良多，且「愛得」緩解之效持續6周，筆者佳評針灸之情維持到2004年，因為拜讀臨床雙盲藥物試驗論文，明示心理因素、安慰劑有效率佔42.8%，推論統計可證針刺法治痿不能說有效。

1988年迄今，十數例年輕時長年性功能正常的患者，年長時因病情之需必須去睪，致睪固酮激素超低，但與性伴互慰、行房如儀，誰不同意：心理因素發功了？1986年迄今，作者已術癒37例19歲前即受困陽痿的患者，他們都接受精神醫者診療至少半年，共同宣稱：心藥對憂鬱或自殺念頭有緩解，但對陽痿無效，看來心醫心藥未必通？

3 食補藥療佔大宗

論起食補，古今中外都有，涵蓋動物、植物、礦物，甚至排泄物，怎不令人作嘔？如有科學研究證明狗屎能治痿，街道應難遇狗糞？所謂西醫的文明藥，許多也是由生物獲得，甚至常常無意間尋得不朽良藥的記載，所以諸如我們的傳統藥方，必有其若干功效，這些先賢的良方，應為我們的探索重點。

藥療的領域拜藥學長進之賜，今已頗有斬獲，我們已知慾望源於激素，所謂「本尊原無欲，兩睪相煎急」，沒有睪丸只好回到太監本色？吾人已應邀刊登於2018《生殖百科全書》（Encyclopedia of Reproduction, 2nd edition）：第一冊「男性生殖」（Male reproduction）的「男性生殖系：陰莖內分泌學」（Male Reproductive Tract： Penis Endocrinology）第376～381頁。

正常生理情況，男性功能司令部設在大腦，執行者是陰莖海綿體，睪固酮激素由「大頭」指使「小頭」，若不幸罹患激素缺乏的性腺低下症，則注射、口服或貼敷激素製劑，若干效果可期，其他內分泌障礙，在「禍根」排除後也不難再展雄風，然而補充睪固酮等激素就大功告成了嗎？1989年7月30日出生的彰化大城鄉親，2007年腦下垂體被切除，此後在該名揚國際的醫學中心每周、每月接受高貴針劑注射，讓他發育正常？家人同讚十餘年健保局支付龐大費用。男大當婚是故鄉文化，2016年8月與其父好友之女成婚，夫妻欠和諧而於2018年10月仳離，2019年6月17日接受陰莖靜脈截除術，術後夜夜「小頭」脹醒「大頭」，3周即由64分進步到滿分，此後闔府稱讚，因此既新又貴的藥一定有效嗎？其他藥物的問世，也帶來曙光，以磷酸二酯酶-五型（phospho-di-esteraser-5）的抑制劑最傳奇，本來美國輝瑞藥廠設計來對付狹心症，結果卻「無心插柳」地在陽痿治療上飆出漲停板，由於屬於口服用藥，低副作用且有80%的改善率與60%成功率，已躍為陽痿救星，加上媒體青睞，果然吹皺一池春水。筆者臨床統計，初服用成功者二年中約有半數漸漸失效，且心臟功能不佳者須小心，否則得不償失。

其他平滑肌鬆弛劑，製成軟膏灌注尿道或塗抹陰莖以應景，雖無卓效，亦無大礙，因為洗刷後殘藥有限。地下街醫學時尚的胎盤素注射或植入術，真的有些匪夷所思，這些東西如果有用必然搗亂一池春水，讓自己內分泌系統亂了章法之舉，可行嗎？據說台灣多位陽痿股商，寧花5萬美金到烏克蘭打「幹細胞」，而烏克蘭27歲Dmitry 6月6日電郵，期望來台治陽痿，此為第二例。筆者確信今生無福見識「幹細胞這麼能幹」，讓醫界同好共同研究，總之，治痿諸法「食補藥療」獨佔鰲頭。

4 派威而鋼當先鋒

1998年當時位居世界第七大藥廠的輝瑞製藥公司奪得頭香，意外笑盈盈地讓磷酸二酯酶-五型抑制劑的「威而鋼（sildenafil）」問世，此劑迅速登頂成為治痿主角，堪為治痿元帥，此藥「感恩回報」，該公司在1999年躍為全球第一大藥廠。

J. Verhasselt君1970年生於比利時布魯塞爾，是歐洲輝瑞藥廠電腦工程師，雖威而鋼讓他雄風再起，惜不耐臉紅、脖子粗、心悸與眼光色變，2007年5月7日在比京接受「陰莖靜脈手術」後適得其反，讓他想殺醫師與自殺，2008年3月11日來臺接受「陰莖靜脈截除術」，他與年輕8歲同病相憐、來自挪威的S. Sepple相談甚歡，兩者同聲回國後也能勝任泌尿科醫師，因為若有陽痿患者應診，填好病歷與評分表，醫師只要開立「威而鋼」，工作簡易，兩君相視大笑。其後的「犀力士（tadalafil）」、「樂威壯（vardenafil）」等藥物雷同，然而許多病人口服初始有效，但漸漸失效，問世頭數年，舉世殷殷期望人類會對陽痿說再見，成真否？至少舉世醫師治痿，必派威而鋼當先鋒。

5 低能震波也來衝

發展治療陽痿是人類醫學史重要課題之一，尤其最近各國學者爭相高唱「重視治痿是注重基本人權的社會」，此新支票被兌現否？治痿醫學史上最大的成就當數1998年磷酸二酯酶-五型抑制劑的問世，然而終結陽痿路仍遙！許多病人口服初始有效，但漸漸失效。2010年以色列醫者巴帝（Yoram Vardi）開「低能量電震波治療（Low-Intensity Shock Wave Therapy）」陽痿之先河，舉世雲起風湧，實以泌尿醫界缺乏癒痿之道。2011年美國白人Albert從威斯康辛州密爾瓦基來臺尋求治痿，述說其找遍全球，尤其去電巴帝，表明來自美國，醫師一聽是美國人，立即謙稱實驗而已，請勿來！其實他的論文2010年已刊載在泌尿科影響指數最高的《歐洲泌尿醫誌》，其效如何有待將來定論，至少低能量電震波對陰莖海綿體無傷。預祝此法長青！

6 真空引具悅王蜂

如果太空人在外太空漫步，小解後忘記把命根子收回太空衣內而繼續漫步，不出片刻必然勃起，這是真空吸引器用來治療陽痿的原理。本產品有一個可套住陰莖的圓筒，其上連接抽氣幫浦，操作幫浦抽出空氣後，圓筒內空氣漸漸稀薄，此時陰莖被動膨脹起來，硬度差強人意時，橡皮圈下滑，扼住陰莖基部，使用者的慾念、加上刺激，陰莖雖然頭重腳輕，但能「安全上壘」。

我們曉得射精這個令人「銷魂蝕骨」的生理動作是無法緊急煞車的，臨射精時要使用者身手疾如流星趕緊幫命根子「解套」，否則被「套牢」的陰莖難以激射而帶動高潮，射精的歡愉變調為疼痛的處罰，何來快樂？可惜啊！還要注意解套時慎勿「順手牽毛」，否則必痛得哇哇怪叫，性愛樂趣必定索然無味了。白人因陰毛捲曲，較無「順手牽毛」的問題，亞洲人恥毛相對怒髮衝冠，確勿抱怨「先甘後苦」，如男方只為取樂女王蜂之用可也！

7 陰莖注射黃蓋功

陰莖勃起必須有神經傳導物質的生成，促使陰莖海綿體中氧化氮釋出，進而使陰莖海綿竇壁及動脈管壁之平滑肌放鬆，近年發展的罌粟鹼（papa-verine），phentolamine及前列腺素E_1（prostaglandin E_1）的問世，以細針注射到海綿體內，可收立竿見影之效，以劑型改良，稍加訓練病人，可隨身攜帶自助式應景，堪稱方便；但每次行房時得在陰莖側面刺一針，「先苦後甘」代價不輕。醫師在為病人試劑時，有人以為是打臀部而勇於露臀，但一聽挨針的部位是命根子，趕緊提著褲子拒絕接受。所以非得有周瑜打黃蓋的精神：醫師願打，病人願挨才成。

8 截彎取直求正中

上述所有方法不必外科手術，所以醫師們喜歡投患者所好，列為優先的法寶，尤其威而鋼問世，派其當先鋒，反正這些東西信手捻來，處方醫者不必辛苦。接著「截彎取直求正中，血管重建好老公，假器植入不倒翁」，三項都是外科重建手術，必須在陰莖上動刀，陰莖不愧號稱「命根子」，神經密度特高，在性感排行榜上稱首，可喜這個狀似機器把柄的突出器官，不但手術時可不牽涉致命組織，且完全可行局部麻醉門診治療，就算耗時5～6小時的手術，以筆者5千例以上的經驗，唯一例不能。

即使人工陰莖植入手術使用三件式者，以其複雜與多處組織必須被剝離，局部麻醉手法只要以詳細解剖為藍本，受術者均可談笑用兵地完成手術。筆者有一位從事養殖業的患者，術後第二天換藥時居然送來一尾特好的鰻魚，宣稱因自覺完全不像開過刀而親自下水捕捉來的，筆者吩咐其看管好自己的「泥鰍」要緊，別只顧捉鰻魚。

「截彎取直求正中」是針對「命根子彎腰駝背，心裡頭彎彎曲曲」的患者，只要對陰莖背神經近枝處、陰莖腹側注射，局部麻醉劑避免注射入海綿體內，加上筆者推薦的針灸輔助麻醉術，不論修掉多餘的陰莖白膜或以靜脈充當白膜短少邊的補綴材料，都可完美地把白膜修飾到理想的形狀，這種鈑金功夫雖難度高，卻是可練習的，可讓患者達成「風流殘劍彎彎刀，筆直金鎗功夫超」的境界。

解剖學是外科學的導航者，嶄新陰莖解剖學已刊登於2018 年《生殖百科全書》（Encyclopedia of Reproduction, 2nd edition）：第一冊「男性生殖」（Male reproduction）的「男性生殖系：陰莖構造」（Male Reproductive Tract：Erection Abnormality）第382～390頁。

9 血管重建好老公

「血管手術有多宗，靜脈截除稱首功」，1895年美國即有陰莖靜脈結紮術，1958年及1980年代美國各流行一次，但由於效果不彰宣佈「不成功」而遭唾棄，筆者自1986年，前15年根據世界公認的陰莖靜脈解剖學來進行手術，靜脈盡量截除完全，成功率在70%～80%之間。2003年後，關於人類陰莖靜脈的詳細分佈，因已完成嶄新的發展，並當作手術的藍本，有九成以上的功效，讓我們的團隊振奮不已，男性性功能問題我們可以宣稱終於獲得解決，因為現在手術者有80%以上因口服藥劑效果不彰而接受本方法。

許多人感嘆「靜脈手術笑談中，門診治療真輕鬆，老少咸宜展雄風，能屈能伸萬事通」，更可貴的是受陽痿折磨半年以上的患者，90%可用本方法治癒。吾人已應邀刊登於2018年《生殖百科全書》（Encyclopedia of Reproduction, 2nd edition）：第四冊「生殖醫學」（Reproduction Medicine）的「外科治療（Surgical treatment）」（Reproductive Medicine：Vascular surgery for Erectile Dysfunction）第427～436頁。

10 假器植入不倒翁

拜材料科學日新月異之賜，人工陰莖已可魚目混珠到幾可亂真的程度，筆者數例受術者刻意對性伴侶保密，只讓卿卿傾心喟歎：您這死鬼何以功夫變超強？兩支陰莖海綿體內植入選擇好的人工陰莖（可折式、三件式、自容充水式、機械式等），植入後可「保送上壘」且「立於不敗之地」，但在隱藏無礙與網評諸如安全都應兼顧的情況下，難免讓人遲疑，以其療效可達95%，故仍是沒辦法中的好辦法。

性功能恢復術的主軸建立於用藥及手術，用藥的副作用少及方便是基本要求，在藥學學者的努力下，如今有多種有效藥可選用。至於手術也不應嚇倒談開刀色變的族群，35年來不論截彎取直、假器植入或血管重建術，都只要局部麻醉，術後能立刻開車回家，真可說「假器植入真輕鬆，功能宛如不倒翁」。

11 延長加大莫中諷

溫先生七旬翁堅持「延長加大術」，因40歲時伉儷行房，嫌妻如死魚，她回「我沒感覺裡邊有東西」，其實兩人合作無間，育有貌似拷貝父親的子女四人，祈類似無心之語勿讓男方中諷。術後效果深受病人主觀所影響，因此手術效果未必令人滿意；況且臨床上極少遇見需接受手術的對象。

切記，「絲瓜很想變冬瓜，自我看來很自誇，管他鈔票大把花，不能如意把狂抓」。古訓「強何必大」！只要長得不是太抱歉，何苦自慚形穢？偏偏不少男性「駕馭萬物的大頭，難管找碴的小頭」，其實勃起的功能更重要，不是嗎？況且坊間醫療諸法，如棒球打擊手想用更大的球棒，製棒者以棉墊環繞再以橡皮筋紮住，這樣做打擊手能滿意否？

12 實質加大要苦功，能屈能伸萬事通

前述七旬翁中諷，令我腦袋難放空，促使我開發內外雙修或多合一重建術。2009年仲夏，綜合近30年研究及臨床手術心得，開發出真正可以讓命根子延長加大的方法，此法包括：以靜脈血管壁為陰莖白膜之內環層，以人工皮為白膜外縱層的術式，巧妙地把陰莖海綿體延長、加寬，確實達到真正擴張版圖的效果。

受術者15人，追蹤迄今，效果合乎預期，能免除術後靜脈血管壁薄弱之憾，唯手術長達10小時，誠然「實質加大要苦功」，雖「局麻門診竟全功，醫者病人齊慶功」，祈年輕輩「外科醫者下苦功」，好讓患者「能屈能伸萬事通」，是幸！

關於這些「神功」如何練成，以下細說從頭

第2章

天命自有安排

文武兼修的學校背景，造就泌尿外科醫師生涯的特質，為日後手術器械的精緻改良奠基，搭配「圖學」的空間感訓練，造就日後革新陰莖解剖學、生理學的必要條件，日後改行當泌尿科醫師，「奮螳臂以擋車輪，不附會舉世共識」，頑固孤行崎嶇路，「向命根子找謎底，為陽痿者討天理」……

我1950年代出生在彰化縣大城鄉頂庄村，那時代台灣經濟尚未起飛，故鄉是個窮鄉僻壤，若有「窮鄉」頭銜競賽，穩得冠軍；因多數村民農漁雙棲始能維生，故為典型的農漁村。在此成長的小孩，各個練就一身「摸魚」功夫，抓蝦、捕蛙技藝人人在行，甚至赤手空拳活捉泥鰍、土虱都非難事。

1958年某日在瀕臨乾涸的河床抓魚，忽看到有個鰻魚印，興奮的掐住其頸部拉出地表，過程中正納悶何以此鰻魚一點都不滑，赫然發現那是一隻綠色的水蛇；生病時依慣例默默忍耐，嚴重時先求神問卜，除非牙齒出現蜂窩組織炎、臉腫大半邊，否則極少就醫。小村落緊鄰濁水溪的出海口，溪內濁水滾滾，陸上飛沙走石，海風浩浩蕩蕩，路過者無不衣裙飛揚，女性懂得以衣物遮身護體，男人則豪爽地把自己的皮膚招待烈日與海風。

童年至軍校的挫折與魔鬼訓練

我是頂庄國小第一屆，頭一年在該村雄偉的廟寺上課，第二年搬遷至頂庄國小的現址，當時有兩班，每班60人，鄉下小孩的撒野能力真是登峰造極，1960年某天上課鈴聲響起的剎那，已進入教室的那群人合力頂住教室門，以阻擋門外急如熱鍋中螞蟻企圖進入教室免得挨罰的另一群，哪知，門裡的人卻突然鳥獸散，各自回自己的座位，只見那薄板門因擋不住門外十人的推力，瞬間門倒玻璃碎，當前鋒的我雖幸未被割傷，但成為被老師指定賠償30元的唯一代表，其實那是教室外十人協力的成績，由一人概括承受合理嗎？真夠委屈！典型酒鬼老師的催「債」，只有哭喪著臉回家向怒容滿面的父親索取罰款，沒想老師收了罰金，非但沒把門修復，竟把罰金當酒肉錢，且喝完酒後還發酒瘋，對我幼小的心靈造成重量級的創傷，險些中輟。

小三開始，只考試前三天努力唸書，常常不小心得第一，屢次拿獎狀回家獻寶，不意換來的卻是「身體那麼瘦弱不要唸書」的教訓。畢業典禮前沒穿過木屐以外的鞋子，畢業後考入離家12公里之遙的二林初中，每日拂曉即以自行車逆風通學，奔馳於石塊鋪蓋的產業道路上，同學6人多因此罹患鼻竇炎與砂眼，有人常以黃綠鼻涕垂掛上唇，如果智者樂山，到過「花蓮」崇山峻嶺旅遊的人看到此景，肯定立刻就聯想到「花臉」鐘乳石，我算是幸運了，僅受鼻中膈彎曲兩鼻孔空氣流通不對稱之苦。

「小巫見大巫」何苦之有？

因家境無力負擔學費，目睹救國團教官「戎裝筆挺，英姿煥發」，鼓吹效法先賢班超投筆從戎的精神，熱血沸騰的青少年情懷怎能拒絕？心動不如馬上行動，1968年5月初中畢業典禮前即由二林初中保送，以愛國美名灌頂隆重送行，入學陸軍第一士校就讀，接受嚴酷軍訓三年。

入伍頭一星期，即被區隊長發現全隊125人中有11人拿筷子是一把抓，我為此族群之一，迅速被整編成拿筷子特訓班，中餐後其他人午睡時，每人帶筷子一雙、鋁碗兩個，其一盛滿小石塊，計時以筷子夾石塊來回於兩碗間，正確握筷1分鐘完成一回合才能畢業，我拔得頭籌，顯現孺子可教的本色。

頭三個月不得離開校門，常聞軍中「不合理的要求是磨練」，可真是一點不打折扣。每周三次，每回兩小時的「基本教練」，必須全程維持101大樓樓頂避雷針的體姿，如有人體力不濟，暈倒也得保持身體僵直，如果膝蓋著地，甦醒體力康復後加罰「匍匐前進」1千公尺，即使遭蚊蟲叮咬也得忍耐，遑論抬手擦汗的權利，說來奇怪，無人因此「被整死」，對照現今外科手術站台，既能交談也可活動筋骨，相較之下，後者簡直「小巫見大巫」，何苦之有？

可惜當年我絲毫不懂「摸魚」，全程賣力完美演出，這種「抗地心引力原理」、違背人體生理學的魔鬼操練，我骨盆腔中6顆花生米大小的靜脈結石，推理是此「煉丹術」的產物，此物應是佛家稱道的「舍利子」，看來這種殭屍「基本教練」，比佛家「方丈打坐」更易修成正果？姑且不論哪項，至少我已習得耐力，感謝上帝預先安排，讓我練就外科手術站台的能耐。

飛機與流體力學的訓練

1971～1977年6年當中，我服務於台南歸仁陸軍航空訓練中心，1972年外調至離島金門戰地一年，初始三年參與修護固定翼飛機與旋轉翼直升機，後三年兼授課飛機原理，舉凡「飛機動力學」、「飛機操縱學」、「飛機構造學」、「飛機電力學」都得精通才能教課，其中流體力學的「巴斯卡原理」❶（Pascal Principle）尤有心得，促成習醫後獨力

---

❶巴斯卡原理：指作用於密閉流體上之壓力可維持原來的大小，並經由流體傳到容器的各部分，這意味著對於一個密閉流體而言，容器的各處有相同的壓力，亦可解釋為流體任一處所受的壓力變化，可傳遞至流體內部其他各處，且強度不變。

認知、主張人體全身最適用此原理的器官，便是「鬆軟如麻糬、堅硬像骨頭」的陰莖海綿體。

1972年3月被調派到金門炮指部航空分遣隊，為兩架偵察機之一的機工長，7月初飛近廈門的偵察機兩度被敵方的機關砲驅趕，所幸飛機沒被擊中，只是把飛行員嚇得落荒而逃，飛機回場落地後座的觀測官下飛機時還步履蹣跚，且已把降落傘扯開而不自知，想必體內腎上腺素正與股票市場一樣漲停板，7月9日下午，平常都看不到的冥紙被強風吹繞飛機數圈，7月10日清晨起床，據衛兵說，昨晚名喚「小平」的母狗，帶著整窩小狗鬼哭神號。

下午2：50準備出任務的飛行員，向我借用尖嘴鉗修復太陽眼鏡，看他試戴眼鏡眺望遠方的面貌，僅管平時瀟灑，當時卻在我心中留下日後當醫學生時解剖對象蠟臉的畫面。三整點數秒前，飛行員發動引擎，未見觀測官上飛機，經我高聲呼喊，原來觀測官正忙著把隨身護身符、妻子的照片與新台幣整齊地擺在床鋪上，飛機滑行前的最高馬力測試引擎聲，異常爆裂而非一般的威武巨吼，三點鐘準時出任務，3：13分被擊落在廈門海灘，未留活口，全隊損失飛行員與觀測官各一。

拆解飛機的畢生難忘經驗

1973～1978年就讀成功大學夜間部工業管理科學系，其必修課「機械原理」難倒不少人，但對曾修復飛機的我簡直易如反掌，為日後手術器械的精緻改良奠立良基，搭配「圖學」的空間感訓練，造就了日後改行當泌尿科醫師，革新陰莖解剖學、生理學的必要條件，1985～2020年間，「奮螳臂以擋車輪，不附會舉世共識」，頑固孤行崎嶇路，

「向命根子找謎底，為陽痿者討天理」，應是就讀成大時受校訓「致知窮理」潛移默化的結果。

約1968年初，駐紮高雄鳳山的陸軍二軍團航空隊有數架固定翼觀測機，該機型屬於「前三點」固定式起落架，亦即飛航時起落架不能縮回，兩大輪在前、落單的小輪殿後，在跑道「滑行」的模樣甚為「滑稽」，因為像極婚禮花童跟隨一對新人跑，只是新人必須身材很對稱。

肯定不是「黃道吉日」的某一天，其中一架觀測機盤旋於澄清湖（當時名為大貝湖）上空，獨樂樂不如眾樂樂，愛秀演技的瀟灑飛行員對著如織的遊客表演「蜻蜓點水」，即飛機對準湖面俯衝，駕駛員算準高度及時拉升機頭，只容許尾輪沒入水面，像蜻蜓點水般僅以尾巴輕觸水面。

第一次表演完美無瑕，贏得遊客歡呼，男性手舞足蹈，女孩逆向拋繡球。飛過戰鬥機「意猶未盡、藝高膽大」的飛行員，渾然忘記此行為違背飛行教戰準則，「一之為甚，豈可再乎？」，他盤旋回來再做第二次，或許輪到幸運之神吃醋了，飛機俯衝過低，機腹貼緊水面，飛機很快變成「潛水艇」，所幸駕駛員機警擊破機艙玻璃，站立機頂待援。陸軍派遣蛙人將該「潛水艇」拖回機場，可憐的「落湯機」泡水之後儘管引擎運轉順暢，但因機翼變形而不能再飛行，只好被拖到台南歸仁基地，淪為維修學員的練習對象。1974年我率領維修班學員20名，以「手扒機」侍候，將該機引擎徹底拆解以窺堂奧，再以相反順序組裝回去，雖留下十幾個墊片，但引擎運轉起來平順如昔。此次拆解飛機的經驗畢生難忘，也開啟我日後拆解人體「命根子」的心扉。

久病後想改行從醫

中學時罹患鼻中膈彎曲，漸漸發展為鼻竇炎，甚至影響記憶力。1975年，在成大商學院勝利路對面的陸軍804總院接受鼻中膈彎曲手術，主刀者是廖姓第二年住院醫師。術後數日症狀未見改善，遂到空軍醫院耳鼻喉科主任私營的診所接受電燒，聞著燒烤店的焦味，豈知手術花費的金額足可光臨數十次燒烤店。可嘆花錢未必消災，接著兩星期內發炎轉為敗血症。感恩當年陸軍804總院耳鼻喉科何主任收治，再度入院，一住兩個月，慶幸撿回小命，經此「魔烤」，著實激發我學醫的念頭。

其後鼻塞症狀一直未獲改善，以不妨一試的心境求助針灸術治療，其神效不但激勵我「自助」扎針，更堅定我「從拿槍改成拿刀」，立志未來當個有能力「開刀」的醫師，當時即憧憬，若外科手術能搭配針灸術，是否會相得益彰？

兼了三個家教，埋首苦讀六親不認

1977年從台南歸仁陸軍航訊中心退伍後，到台南安南區一德金屬公司當品管課長，同時難以拒絕盤旋在腦海中已醞釀兩年的習醫念頭，儲備勇氣回家與61歲的父親商量重考大學的想法，一路從不鼓勵我唸書的他，嚴肅地告訴我，有好的職業就好了唸什麼書，結婚生子最重要。回到台南之後掙扎經月，還是毅然決定辭去高薪的課長職務，兼了三個家教，埋首苦讀六親不認，全心投入聯考的準備，放榜後考上台大醫學系。

於是直接往台北打工，8月被家人通知父親為了籌措學費過勞病倒，在台中澄清醫院開刀，陪病三個星期後，興起放棄求學的念頭，最後是掙扎不已地入學。每周當家教六日，星期天到高級針灸班當學員，家教是為了養自己、付學費，學習針灸是為了興趣，蠟燭兩頭燒讓體力透支到不行，某日家教授課時「口中娓娓道來，卻點頭如搗蒜」，被學生緊急把魂叫回來，內心羞愧無比，睡意全消，謝謝我家教學生成績優等的表現，更感謝學生家長的體諒。

期末考前，唸書唸得忘了刮鬍子。為了講求效果，與年輕7歲的同學們到台大圖書館一起唸書，大夥兒喜歡一起到對面的新生南路用餐，途中，班上一個小我6歲被稱為小弟的楊同學，突然在一個圖書館系女同學面前笑得必須依靠牆壁支撐直不起來的身體，原來那個女同學問他，「留鬍子的那人是不是你爸？他來加油嗎？」

掙扎持續圍繞著我

「好好唸」或「乾脆不要唸」的掙扎持續圍繞著我，醫科四年級時課業更為繁忙，家教不得已減為每周三天，還搬回徐州路男生宿舍，同寢室其他三人全為台中一中應屆畢業生，用功程度不在話下，期末考前五周幾乎人人接到父母的叮嚀信，內容不外是，「某某吾兒，期末考快到了，要好好收心唸書」。我也收到一封，看了以後不禁哈哈大笑。有位王同學問我，「老大，你在笑什麼？」原來是父親來信說，老大不小了還唸什麼書，快結婚吧，而且開出了兩個很有趣的條件，娶的對象必須是女的，而且要會生小孩。

1978～1985年在台大醫學系修習七載，1984年當實習醫師時輪到外科，每人都有開一台盲腸手術的機會，正慶幸之際，劃刀前當老師的學長叮嚀：「開刀人人會，手術幾人能？」因為「開刀」只是切開人體，用刀剖開就行，「手術」則仰仗「手法」與「技術」，境界完全不同，希好自為之。該患者術程順利，如此雋語，惠我良多，可惜現今外科界強調「開刀速度」，醫管重視「開刀台數」，無怪乎術中仰賴「電刀」在外科醫學的養成訓練過程中為理所當然，因為「電刀」被公認是外科醫學的利器。

探究人人獨鍾電燒的原因

我因不能理解為何人人鍾情電燒，故心生一探究竟的念頭，開始查閱各種醫學文獻，發現西元936～1013年有位阿拉伯外科醫生，即西方世界筆下的阿布卡色斯（Abulcasis），他結合了伊斯蘭、羅馬與印度醫學，發展出現代外科學的雛型，深深影響現代醫學，被稱為「外科之父」，他率先以「電燒」進行動脈止血，且電燒對靜脈止血效果更好，難怪外科醫者無人能拒絕電燒的魅力？

然而人類命根子構造特殊，海綿體是由密密麻麻像小水球的海綿竇組成，海綿竇大部分時間都在「賴床」，竇壁平滑肌收縮使海綿竇緊密依偎在一起，一旦需要勃起，竇壁的平滑肌舒展，動脈血熱情捐輸，海綿竇熱血洶湧後脹大，眾志成城終致勃起。

數十個海綿竇的血液匯集成較粗的靜脈，流經白膜再回到體循環，其景象宛如葡萄串：海綿竇是葡萄，靜脈是葡萄枝，如電燒葡萄枝，該串葡萄很難不變成葡萄乾？「葡萄乾不會蓄汁、海綿竇不會充血」乃理所當然，因此與勃起相關的陰莖靜脈如何挨得起電燒？陰莖從鬆軟變成勃起狀態，動脈進血流速瞬間提高40～60倍之多，這種如魔術的勃起功能，先決條件是海綿竇必須富有水球般的彈性，竇壁如被電燒灼傷變硬，海綿竇彈性如何不喪失？勃起能力怎不「損龜」？武功被廢可謂劫數難逃。

以小老鼠進行顯微手術練習是不二法門

憶起陸軍士校有同學戲言，軍校訓練的內容不離「殺人放火」，這讓我進一步思考，何不昇華為「救人滅火」——提升手術技藝，拒絕電刀當利器。因此1985年6月以20餘隻小白鼠進行顯微手術練習，小白鼠命根子無論如何出血，堅持不用電燒，果然練就妥善應付出血的技巧，日後應用到20倍大的人類器官立刻感受無往不利。

為何在小老鼠身上進行顯微手術練習是不二法門？因為「鼠輩」不敢親自找醫師麻煩，更不會發動家「鼠」抬棺抗議，甚至控告醫師，所以能讓術者不慌不忙勤於顯微技巧的練習。本技巧是執行「陽痿血管手術」與攸關雄風再造術的先決能力，否則如直接對患者施術，必然面臨模糊視線的出血，必須慌忙應用電燒止血，此舉豈非飲鴆止渴？用只能救急的辦法來招架眼前的燙手山芋，無暇顧慮術後的嚴重後果，術後海綿體纖維老化程度勝過百歲人瑞，如何能雄風再造？

「陰莖靜脈截除術」研發成功了！

1986年我開始研發「陰莖靜脈截除術」，個人認為此手術若能成功，又能拒絕不可逆併發症，遠比任何藥物優秀，1988年更採用針灸術輔助局部麻醉門診治療，不僅能確保患者生命安全，且適合大多數患者，還能治本！儘管歐美各家靜脈手術方法，如預期在爭議與懷疑聲浪中終被唾棄，然而經我們廣大長期追蹤台灣研發的治療法，不但效果佳，且能一勞永逸，這種「同名異法」的手術，成績斐然。純粹局部麻醉門診治療，術後次日即可旅遊，如繼續被誤解，甚至被放棄，豈不可惜？「靜脈手術笑談中，門診治療真輕鬆」，百聞不如一見，百見不如一練，不只需親眼見，也需親自練，否則無法掌握要領。

上述1968年初「落湯機」的主角飛行員，是1976年我服務於台南歸仁陸軍航空訓練中心的副指揮官，退伍後老長官有攝護腺肥大的常見問題，這種「大丈夫」的毛病讓他「夜巡馬桶千百度，膀胱無力可回天」，行房能力也連續5年繳白卷，但他拒絕豎白旗。1998年他找我從尿道切除100公克攝護腺，同時接受陰莖靜脈截除術，半年後完全謝絕術前每夜數度對馬桶查哨的習慣，勃起的旱象也一併解除了。

愛秀演技的老長官，君子動口不動手，口若懸河稱讚雄風再起的情節，還招來數位長官戰友誇讚我手術技藝精湛，信守術前「精雕細琢」的承諾。我回應他：「當年我修飛機你們開，如今改行修雞雞你們用。」有何不可？年輕時飛戰鬥機，中年駕轟炸機，老來是偵察機，如今至少恢復成轟炸機的本領，不必自我要求當戰鬥機，珍惜健康，不必退役，說完輪到他們開懷大笑，不愧「我開刀，他開心」。他如今近百，貌似70而已，喟嘆如早日接受治療，就不會虛度「青春」數年。

六年修飛機後改行修雞雞

憶及我的背景，誠然「6年修飛機，5年工業區，改行修雞雞，才有此成績」，感恩上帝的安排，先讓我有機械與工程的背景，再走入外科醫學。感謝西方學者，經過醫學史悠久的「男性學」研究，奠立了堅強的醫學基礎，為命根子的結構慷慨留下諸多破綻，賜我有改良之機，進而開發出「陽痿血管手術」，也感謝中華老祖宗的針灸術，才能確保患者的生命安全與門診治療，更奇妙的是，投入男性醫學的過程中，頑固的堅持孤獨路線，使「台灣妙方」百尺竿頭更進一步。

我病患中不少人來自昔日軍旅袍澤，由於我軍事學校與一般學校齊全的經歷，他們戲稱我文武兼修。嚴格軍訓培養出來的毅力惠我良多，至於從小的庭訓「虛懷若谷」，則似乎是我基因的一部份，三歲以後被母親教導客人來了要躲藏在廂房的門後，與人對談必須俯視，「囝仔人有耳無嘴」，主食「以地瓜籤為主、少許白米為輔」的時代，對成長中的兒童營養極端不良，根本無啥可爭食，吃飯時男性是一軍，女性全淪為二軍，我雖為一軍成員，但必須有禮讓兄長的素養。

當時社會崇尚「多子多孫多福氣」，生小孩等同「洋人喝酒——盡量」，吾家無例外，五女三男八個兄弟姊妹，我排行第六，除了兄友弟恭，必須承受哥哥管教，姊妹更悽慘。如此教育方式培養出來的人，公共場合毫無演說能力，容忍「勞苦有份，行賞無緣」，全然合乎謙虛的定義，這份虛懷，對求高位雖不合時宜，卻有益於男性功能重建手術的精益求精。

練技過程曾連續28天「三餐不繼」

有個同學曾問我，為何在決定選擇泌尿科之前就知道自己會走這條路，我反問他為什麼這麼問？他提醒我在畢業紀念冊上寫下「山人診所、SOAP（Subject, Object, Assessment, Plan）、中西混合、花科專門，S：衣帶漸寬終有悔；O：寢汗咬牙惡夢連；A：英雄難過美人關；P：愛惜元氣藥無益」。誰能反對「人走的路是上帝安排好的」？

1985年6月在台大骨科侯勝茂老師的實驗室，他吩咐助理孟小姐，應我的需求提供小白鼠作為練習手術技巧之用，當時教案根據的是侯教授由美國杜克大學（Duke University）帶回來的顯微技巧練習手冊，真不愧是武功祕笈，讓我樂在其中。手術練習以20幾隻老鼠為對象，術後均被飼養，但自然壽終前即被犧牲，如今憶起，這些老鼠真是無辜，理應聯袂到地檢署按鈴申告。

閉室「樂」練的過程中，每日9小時顯微訓練，儘管手戴手套、鼻戴口罩，但嗅覺難免得承受老鼠體味的長時間刺激，浸淫的結果居然9小時毫無飢餓感，因為沒有食慾，所以連續28天沒吃午餐，可說「三餐不繼」。

1985年7月起進行人類陰莖解剖學初步探索，1986年6月陰莖靜脈「結紮」術8例，8月改良為陰莖靜脈「截除」術而獲得成功，迄1991年5月，接受此術者101例，我順應台灣社會「寒窗苦讀→出國深造→學成歸國→服務鄉里」的公式，1991年6月負笈醫學研究名校美國加州大學舊金山分校（University of California San Francisco，UCSF）深造，為呂福泰教授的門徒、唐那國主任教授（Tanagho EA）泌尿神經學研究員，呂教授不愧是台灣「嘉義」人，不僅學富五車「嘉」惠杏林，且講究「義」氣為人謙和，感恩他讓我趁機延續在台灣進行中的研究「命根子解剖探索」之旅，僅耗時數月即「立竿見影」。

上帝安排三個世界大獎

1992年9月首度參加義大利米蘭第五屆「世界陽痿研究醫學會」年會，以陰莖白膜的革新而得首獎，且囊括三獎。憶念呂教授的抬愛，1991年6月數次提起UCSF有意留我，提議送出申請表很快會取得居留權，「如在此研究三年，舉世將邀你演講」，但因家父臥床，毅然回台。呂教授迄2020年，依然引領舉世泌尿界。

回台後開啟一條毀譽參半之路，陷入孔子所言：「設伎奇器以蕩上心者，殺！」的深淵，感恩上帝為人開了另一扇門，1986年以來雄風再造者眾，「患者頻頻點小頭，同行喜歡搖大頭」，果然「看小頭歡欣鼓舞，瞧大頭必然頭大」，感激上帝「奇異恩典」的引領，提供我勇往直前的動力。

當時毅然回台主因是家父1988年罹患腦中風，八個子女中我雖排行老六，其餘七人在學總年數不如我一人，亦即唯一當醫師的我，思緒縈繞病重的父親，1991年12月曾專程回台探病，思及父親病重胡不歸？「樹欲靜而風不止，子欲養而親不待」，人生最忌留下無可彌補的遺憾，於是1992年4月自美歸國，家父1999年9月過世，臥床近12年，因竟日繁忙未能全力照料，但留下憾事不多，差強人意。

獨力讓「陽痿血管手術」留校察看

1996年第七屆「世界陽痿研究醫學會」年會在舊金山舉辦，呂授授為大會會長，該學會第四獎「唐那國研究獎」即是當時設立的，我遇見唐那國教授時他仍表示：「你好嗎？我們的大門依然為你打開」，這位醫師著有舉世泌尿專科醫師必讀的一般泌尿學（General Urology）專著，他來自埃及開羅大學，年輕時負笈美國，一度回國服務，但「良禽擇木而棲」，再回舊金山而創輝煌，1982年來訪台灣的掌門人，似乎預見我的「篳路藍縷」，長者的關懷令人窩心。

1993年著手研究開發並改良「陰莖靜脈截除術」的必備器械，1999年5月因臨床患者之檢討，而有陰莖靜脈解剖學的革新發現，2003年5月「陰莖靜脈解剖學」的完整版在美國《男性學雜誌》刊載，迄2008年10月收治中外專家手術過的患者16人之論文，及直接接受「台灣妙方」治療的成績，一同出現在美國《男性學雜誌》五、六月刊，且「手術藍本」榮登封面。

相反的，1996年「美國泌尿科醫學會」（American Urological Association，AUA）回顧文獻，宣布陰莖「陽痿的血管手術」應該被放棄，世界「性醫學」研究協會的會長是美國醫師，2006年在埃及開羅舉辦的世界大會蓄意進一步背書，險些是「雅爾達密約」的翻版，安排數個月的辯論題目為「從事性醫學的臨床醫師應否執行相關外科手術」。

本題目充滿陰謀，可說「司馬昭之心路人盡知」，其實「項莊舞劍，意不在酒」，目的在讓舉世放棄「陰莖血管手術」，儘管該辯論題目已被「昭告天下」數月，但大會前兩天，正方主辯者開羅大學的奧沙瑪．希爾（Osama Shaeer），或因我一系列的研究報告，從陰莖解剖學至臨床應用醫學獨力主張「陰莖血管手術」，他以電郵希望我親自與會，回信中我除了致歉不能到場，並請舉世專家對我的論文指教，結果大會臨時取消該議題的辯論，畢竟「台灣妙方」仍然是祕方，還沒有其他人複製成功，但足以促成2007年「美國泌尿科醫學會」（AUA）年會將該手術法拉回實驗性，迄今臺灣才有「證成功」，而歐美只有「證不成功」。

心因導致陽痿？

我憶起1996年有位28歲的白人患者，6年中看過很多歐美權威醫師，一致被診斷成心因性陽痿，但接受我的醫治後從此痊癒，證明他是靜脈滲漏患者，他曾憤憤不平表示，「那些名醫不能治我的病就算了，還一致斷定我屬於不勇敢的心因性陽痿，是他們無能（Impotence）！」（編者按：「陽痿」與「性無能」英文同字）

他向我提問有什麼方法可以區分是靜脈或心理病因呢？經此提問，促成我決心進一步研究，2008年以冰凍三個月之解剖體進行實驗，證實「陰莖靜脈」是勃起的超級主角。2009年12月世界「性醫學」亞太分會年會在新加坡舉行，經由該論文的發表，與會者以前無不認定「台灣妙方」與學理相抵觸，是不可行的，經此後全部改口「靜脈截除手術」學理可行，唯難度太大。該文在2010年2月於雅典舉辦的「世界第三屆泌尿學爭論議題討論大會」（Controversies in Urology）獲獎，澳洲、挪威、比利時、希臘的患者異口同聲提醒，在此性質的世界大會得獎「得其所哉」，似乎足以為當年的爭論定讞！雖泌尿科界依然不認同，但作者已應邀在2018年8月1日出版的《生殖百科全書》詳述，此套書為全球醫學生與高中生物教師的重要參考書。

手術如同走鋼繩

2010年4月美國紐澤西名外科醫師鄒爾（Joel L. Marmar）提及，本術是現今外科學唯一能根治陽痿的方法，但需有更多醫師能執行該手術才能竟其功。傳統的外科方法相等走獨木橋，本手術則形同走鋼繩，有意執行該項手術者，必先經由小白鼠之類的動物練習具備顯微操作技巧後，才有機會進行這超高難度的手術。本手術又如同修護手錶，且是會出血的手錶，怎能仰賴汽車修理場的器械與修護概念。

但只要練就初階功夫，確定手法無虞，接著用手術顯微鏡以2～3個月的時間，完成陰莖微細構造拆解，即能進行本手術。此進階過程異常重要，術者須知唯有截除靜脈或吻合動脈，不會傷害無辜的神經、動脈、白膜，否則必定拷貝歐美醫師「麻木不仁」、「陰莖變型」之慘劇，這好比拆解一棟大樓，完全了解大樓構造之後，再去修另一棟構造相同的大樓的漏水時，就不會把電視、電話及冷暖氣的電路無辜破壞掉。

回首前程，往事歷歷在目，憶及1992年4月毅然回國，11月在台北市八德路基督復臨安息日會的台安醫院服務，草創泌尿科，儘管臨床業務繁重，卻無法拒絕自身對基礎醫學研究的興趣，兼任台灣大學醫學院解剖學暨細胞生物學科講師，當時將學生實習過、每年10支不等的「命根子」視為無價之寶，以大型密封塑膠便當盒收藏，放置汽車行李箱，以備暇時以顯微鏡剖析，慶幸未被交警臨檢，否則若未預先擬妥說詞，將不知如何解說。有泌尿界好友提醒，記得物歸原主，以免原主到另一世界要用時找不到，迄今不知恰當的答案，但至少知道尊敬其醫者仁心。

1986年我們開始進行「陰莖靜脈截除暨動脈吻合術」，迄今接受該術者逾3500例，雖一路走來始終如一，在恩師王經綸、蔡崇璋、呂福泰等教授各別准許與指引下發現醫學上的新知，如「陰莖白膜三度空間的構造」、「電燒對陰莖海綿體的傷害」、「陰莖靜脈與肌肉解剖學」，但仍不能免除「顛簸而行」的苦楚，箇中滋味實非一言可喻。

是助人還是害人？

內人憐我如「千山萬水獨行」的苦行僧，努力勸我回歸一般泌尿科學，1993年時我推卻南加大管理教授「住一晚、切70公克攝護腺」的謝宴，她見識後苦口婆心勸說：「以你在一般泌尿科學的能力，好好在一個醫院為一般患者服務，絕不會讓同行某些人那麼討厭你，且這樣一天到晚在幫那些色鬼，對嗎？」但我想到這能幫那些病患的人生從「黑白變彩色」，只好勸說，「那是因為妳先生還好妳才這樣說，如果妳先生不行了，妳會改變台詞的。」

沒想到，我親大姐的二女兒，生育一女一男後，1990年其夫婿接受「陰莖靜脈截除術」，膠漆十年後丈夫變前夫，且很快變成別人的先生。我被蒙在鼓裡，一年後納悶何以常寒暄問暖的外甥女前夫毫無消息，大姐才說出原委。經此，內人警語常繞我心，老是在心底有「行這麼個醫，是做好事還是做壞事」的大哉問！

有位當院長的學弟聽到我講述這種種內心掙扎，開朗地質問：「你修車的，管人家車子怎麼開？」是的，裁判的角色該歸上帝才對？有時候患者喜歡訴苦，陳述妻妾一籮筐，倒讓人懷疑那是炫耀，政界達官顯要受術者眾，知悉隱私太多，假如時光倒退一世紀，我這樣的醫生恐淪為患者「殺人滅口」的對象。2002年有位上尉退役的軍醫超愛現，不只現身說法，連現「根」說法都敢。

這些點點滴滴委實「剪不斷，理還亂」，也因技藝難度超高，手術超辛苦，我曾因操刀過度辛苦，造成顏面神經麻痺，又因錯失康復的黃金期，迄今未能完全復原，除了感恩同道協助治療，患病兩年期間自己往臉部扎針上千支，也非常感謝整脊推拿，如今復原程度差強人意。

親手為自己做精索靜脈曲張手術

在成功這條路上，其實我前後共有數十次興起放棄「陰莖血管手術」的念頭，所幸屢次均有上帝巧妙安排的事件敦促我「回心轉意」，最奇妙的是發生在2004年的第五次。也許因為外科站台勞累過度，我1991年即受左側精索靜脈曲張之苦，每當工作疲憊時，左邊睪丸感覺持續被掐疼，射精後感受更強烈，真是先甘後苦，但此症狀無任何醫學文獻提起。

因筆者自1978年起即以局部麻醉為百例患者施行「精索靜脈高位結紮術」，1989年有位同鄉術後即去參加舞會，故認定門診治療即可。1993年2月我自行開車到院，請託好友施術，要求局部麻醉，好友回應「反正疼痛受罪的是你，我才不管」而作罷，而採用標準的全身麻醉，23分鐘即竟全功，甦醒後企圖爬起來，劇痛攻心，只好躺平接受一劑鎮痛劑，感謝楊雪卿護理師鎮夜照料，30小時後硬撐開車回家。果然術到病除，可惜一年後症狀故態復萌。

個人局部麻醉的患者已達400例，且少見復發，由於堅信使用本方法手術是唯一治本之道，故請另一好友共同參與手術13例患者後，2000年秋央請他為我局麻施術，這次費時4.5小時，只是品嚐上刑場的滋味，術後未覺有改善。罔顧前兩次手術留下的夢魇，堅持努力尋求治療，但同行醫師無人不推辭我誠摯的請求，心想，「坐以待斃」不如「自力救濟」，由於未曾有教人DIY手術的教材，雖無十分把握，自忖「反正開死自己，自己負責到底」。

6月18日晚上電請王珠助理協助，6月19日上午11點，忍痛DIY局麻後5分鐘下刀，目標是進入鼠蹊腔（Inguinal Canal）外口的精索，預期奮鬥30分鐘，結果3分鐘即揪出精索，暫時按捺欣喜之情，結紮靜脈11條，條條滯留黑褐積血，王珠助理直呼難怪症狀惱人。我並非瑜珈高手，壓低2.5小時的脖子已是萬般痠痛，下午2：30午餐時，但見王珠笑得燦爛，我反問為何今晨表情繃緊、滿臉疲態，「其實我從接獲您的電話，整晚沒睡好，早上也很緊張」，「妳怕我昏倒是嗎？」我反問，她點點頭。

台灣唯一猶太教牧師艾恩宏博士（E F. Einhorn）知悉此事，認為以西方人觀點這是典型的英雄事蹟，不斷要我留下醫學記錄。2008年3月16、17日，分別要為來自布魯塞爾與加州的工程師病患動手術，為了能拍攝錄影帶，3月9日著手右側的手術，除了輕微的精索靜脈曲張，順便解除以前輸精管結紮後留下來被碰擊會疼痛不堪的肉芽瘤。可喜除了術到病除，最大的收穫是內人宣稱往後完全支持我，迄今未再發，更讓我深信同屬血管手術的「陰莖靜脈截除術」應更管用，因為陰莖海綿體如無靜脈滲漏，是全身最適合巴斯卡原理的器官；女兒還戲謔稱我是「怪醫黑傑克」，抱歉之至，個人只備有「怪衣黑夾克」一件，不但利於為白袍不純潔的一面遮羞，一旦發掘白袍遮掩的陰暗面後得以發揚光大；友人則封我為「革命家」，說是「革」新「命」根子的專「家」，祈禱這樁革命讓人類得益處。

孤鳥終有鄰？

1985年涉足陽痿領域，1986年開始「陰莖靜脈截除術」的臨床應用，起先當然認同舉世流行的解剖學教本，更依循歐美各種手術的規範，但病患們一連串教科書無法解惑的問題，違背共識的術後反應，

「余豈好疑哉？余不得已也！」，促使我數度來回於「基礎醫學」與「臨床應用醫學」之間，歷時二旬終有解答，兩者相互強化。然而論述、觀點與臨床應用理當不斷遭質疑，1987年迄今，中外醫師百餘人「看一次就自己嘗試，受術者不堪那一次」，韓國、泰國、加拿大、瑞典、希臘、澳洲、法國十餘教授見識之後，尤其亞洲醫師「信誓旦旦回國一展身手，想當然全栽跟斗」，因為迄今未獲任何響應。

2003年3月嘉義長庚醫院一位既高又帥的林醫師，有興趣「台灣妙方」，觀看兩小時之後他認為不可思議，「就算手術效果不像你們報告的那麼好，局部麻醉注射一次撐數小時已顛覆傳統，我們進入泌尿科，老師們一再警告正腎上腺素禁忌用於陰莖的局麻，否則組織會壞死！」，「我已用過數千例，發表針刺輔助局部麻醉手術竟全功的文章數篇，迄今未遇見問題，麻醉學者1999年也有研究報告，是泌尿界該改。」我回答。

他再問，「外科訓練過程中，對血管離得越遠越好，如不幸弄傷血管，以電刀侍候，請問為何您能對靜脈一直弄？」我的回答是：「不入虎穴焉得虎子？成功與否在乎功力。」

2006年國家地理頻道宣稱：前線掃雷機器兵可望25年後誕生，感於獨門技術迄今未能薪火相傳，前往歐美追求機器人，期待對本術直接有助益，歷時2年徒勞無功，失望之際，2007年在國外知悉謝政興醫師已能獨立施術，溫柏樺醫師也有進展，讓人額手稱慶，感謝上帝的帶領，孤鳥終有鄰，希開啟外科醫學東傳西之先河。惜乎，迄2014年歐美泌尿界《診治陽痿臨床指南》：「口服治痿當先鋒，人工植入來收功」，舉世協力跳過「陰莖血管手術」！

應令台大醫學院畢業者最尊敬的老師謝院長博生教授的邀展：

2013年8月8日～10月31日在人文博物館舉辦「性功能障礙研究成果特展」，62歲的徐醫師知悉，2015年6月8日尋求「陰莖血管手術」，其言「許醫師您是舉世唯一無法享用自行研究30年成績的男人」，以探究精神，7月5日自術「陰莖血管手術」，局麻效用6小時，次晚到德明大學操場跑4千公尺，終於體驗「舉世皆墜我獨行」的真諦，該影片已被友人PO上網。

是命不該絕，還是真帶有天命！

1991年留學舊金山時，為了住在岳父母附近，把太太與一對子女留在400哩外、洛杉機之南的橘縣，幾乎每周末開車往返，10月的某天早上10點離開舊金山實驗室，沒吃午餐驅車一口氣連開6個小時回到橘縣的家，等候晚午餐備餐之時，拿著鐮刀到後院收割玉米，為防兩歲的兒子搶鐮刀，不小心將刀刺入自己的左膝，拔出時鮮血如注，企圖走到水泥地時瞬間昏倒。

此時突覺靈魂出竅，清晰優美的聖樂伴隨著我飄浮三層樓高，彷彿直昇機滯空，接著如直升機下降到停機坪，悠悠甦醒。兩分鐘內救護車趕到現場，因我堅持不送急診室，被要求簽名表示棄權，他們才悻悻然離去。隔兩日開車回到舊金山實驗室自行縫合，19年後的今天疤痕已難覓，但靈魂出竅的景象記憶猶新。

1998年或許因工作過度，疏忽健康，原不在意3月初輕微的頭部外傷，中旬發現原本正常的右耳竟無法聽電話，電腦斷層顯示右側聽神經多了一個0.3公分的腫塊，被診斷為聽神經瘤，很快決定接受手術。術前醫師宣稱手術簡單，住院兩天就夠，不料30個小時中進出開刀房、開顱兩次，重度昏迷11天，各專家推定，此人若非一命休矣，便淪落植物人。

1989年接受我「陰莖靜脈手術」的三姐夫，擔任五府之一朱王的乩童已二旬，與焦急萬分的兄姐們一起為我祈禱，他們誠詢「此弟子濟世活人，命在旦夕」，朱王要弟子們稍安片刻，到冥府探探究竟，不出片刻工夫，宣稱要弟子們放心，太多人等著此人開刀，他命不該絕。說也奇怪，原本嚴重的尿崩症與被切除三分之一的小腦，居然能維持精密手術的能力，且沒有留下後遺症，讓專家們眼鏡碎滿地，這是命不該絕，還是真帶有天命呢！

因淨山使內心充滿感恩

2002年被好友說服到某醫科大學，其校長依慣例聽信失真的報告，眼看著推展台灣妙方的美景功敗垂成，我現在終於明白，當時的團隊其實是世界上最好的，最優秀的助手無法忍受「身懷絕技、來此受氣」的境遇，先行離去，殊為可惜。那時，每天16小時開刀房的工作，心情跌到谷底，心勞力瘁的結果讓右側的顏面神經更麻痺，笑起來一邊綻開一邊僵住，簡直像台灣與大陸的不對稱。

1986年以來持續接受他院依循歐美方法術後的患者57例，這些病人的勃起功能適得其反，其鬱悶的神情激發我的同情心，既然無能推辭掉，唯有費盡九牛二虎之力為其施術，以求改善，當中兩個病例還是求神問卜來的，所幸此術拯救不少人，而我飽受同行相忌之累，甚至淪為公敵，百思不解，無語問蒼天，故到鄭成功廟靜心健身，一路爬山見垃圾成堆，鼓起三次勇氣購買垃圾鉗一把，頭戴鴨舌帽，開始淨山，第三天碰到一個貌似七旬的登山客，他直呼感動，聲稱「我曾經好想這樣做，就是拉不下這個臉」。

開始時，數十公尺即可撿拾一大塑膠袋的垃圾，兩個月後，心想無論怎麼努力，撿的速度絕對跟不上丟的速度，內容包括飲料瓶罐、塑膠袋、糖果紙、死狗、衛生紙、用過的保險套，就是有人只知享用精華，罔顧細菌都無法消化這些垃圾的事實。一度想放棄，心想為了平衡自己的心境，繼續吧！三個月後漸漸看到有人加入淨山的行列，整潔的山令人心曠神怡，我內心充滿喜悅，領悟「和尚掃地表示有體力」，如能獨力領航陰莖重建術，必須感恩上帝的奇異恩典。

第3章

發展陰莖靜脈補漏技術的始末

除了陰莖靜脈補漏技術的醫學新發現外，還有幾項獨特的創見，以人工陰莖植入術為例，我們經由陰莖微小結構的認知，成功發展陰莖根部阻斷術與陰莖海綿體神經阻斷術，全然拒絕術程中為放置植入物必須擴張海綿體的疼痛，甚至三件式人工陰莖植入術也能純粹以局麻門診手術為之。另成功研發多項革命性的陰莖手術技巧。

企圖戰勝飢餓與陽痿，應是人類最「世界大同」且永恆的努力目標。富足社會中尋求陽痿治療者，年輕人「理所當然」，耆老「飽暖思淫慾」也屢見不鮮。

1993年7月有位已89歲的長者，撐持拐杖，「理直氣壯」到我門診來探詢手術治療。他自訴10年不行，已試過各種內科方法。「曾祖父了吧？夫人幾歲？還有需要嗎？」「她75歲，已經15年沒有了。」狗拿耗子的我忍不住問：「那你5年用去哪裡？走路都需拐杖幫助，還熱烈想修小拐杖，如果治好，夫人會否拿另一支大拐杖在後面追？」「不會！」我費盡唇舌終於說服他放棄，他才悻悻然離去，但不知他是否等到昔多芬（Sildenafil，威而鋼）問世，顯見眾人尋方治陽痿之殷切。

治療陽痿的「超級明星」威而鋼

20世紀「臨去秋波」，不愧是陽痿新藥的革命時代！

1998年輝瑞（Pfizer）藥廠「意外」搶到頭彩，率先推出昔多芬，就藥理學而言，該藥是心臟病的剋星，不料初步臨床試驗令藥廠大失所望，因為該藥完全不是救心的料子。藥廠正準備認賠回收剩藥銷毀，大部分受試者卻藉口剩藥「不小心」遺失，鮮少有人願意繳回，藥廠不愧有研究精神，進一步發現該藥「不務正業」，竟能改行治陽痿。輝瑞自然當仁不讓，笑盈盈接受跳槽的昔多芬，臨床試驗後，隆重推出醫療市場，迅速舉世矚目，吹皺一池「春水」，很快成為各國醫界治療陽痿的第一線用藥，公推為治療陽痿最稱職的「超級明星」，轉身成為威而鋼（Viagra）。

但陽痿當真就此逃竄？威而鋼第一年的業績著實驚人，使輝瑞藥廠從世界第七，一夕麻雀變鳳凰，一年而已登頂為世界第一，更誇張地一統江山，連生產前列腺素的廠商一併納入旗下，從此年年獨占鰲頭，泌尿醫者順我者昌，權威們紛紛成為麾下顧問醫師；其後「禮來」（Lily）、「拜爾」（Bayer）兩大藥廠東施效顰，相繼推出樂威壯（Vardenafil）及犀利士（Tadalafil）共襄盛舉。

可惜陽痿隱疾並未因此被真正消滅，且似乎更為猖獗，因為這類藥不但已吹皺一池「春水」，惟不能治本，不僅有用藥無效、初用有效但漸漸失效的情況，還存有藥物副作用的問題，看來迄今仍無有能根治陽痿的妙藥。然而本類藥品已經夠偉大了，我們也主張陽痿患者用藥無效、挺擋不住藥物副作用時再尋求手術。

儘管基因治療（Gene Therapy）吸引許多學者的注意力，不少人期待捷足先登，1999年美國紐約即有基因公司成立，但始終難以突破臨床應用的瓶頸，展望其療效似乎有點緣木求魚，因為往往不如預期，徒勞無功。提起現代醫學，近年來基因治療除能根治極少數先天基因缺陷的疾病之外，「內科與病魔協商、外科與疾病決鬥」，或謂外科才能根治單一疾病，「既然內科路仍遙，何妨外科來揭曉」，因此發展治療陽痿的外科療法成為我們的天職。

發展「陰莖靜脈補漏技術」始末

1873年義大利就有醫學專家巴羅那（Francesco Parona）提出，陰莖靜脈也會像身體其他靜脈因為曲張而影響血管功能的假說；1902年美國德州的伍頓醫師（Wooten, J.S.），在《德克薩斯醫誌》（Texas Med）發表「深背靜脈結紮術」（Ligation of Deep Dorsal Vein），宣稱能治療「不堅」的陽痿；1958年美國醫師勞士雷（Lowsley OS）刊載手術1千例的論文，但本手術冬眠三旬，迄1980年中期才再度被重視，且方法從早先「結紮單條深背靜脈」，到「全方位靜脈手術」，歐美瞬間如雨後春筍般流行本手術，不少泌尿醫者甚至義氣風發，認為陽痿痼疾一刀足矣。然而不論如何「全方位」，1999年之前，全世界無人懷疑陰莖血管的解剖學失於簡易。

由於這種不遵循傳統外科方法的手術，簡直類似修復一支會出血的手錶，必得技藝精細。而這唯有在小動物身上勤加練習，才能獲取所需的技巧，以小動物練習時使用顯微手術器械，實際進入臨床手術階段，必須使用我們改良過的器械，有人誤以為使用顯微手術器械即可，事實上，這些器械因太銳利，陰莖靜脈組織會輕易被刺破而出血，如果手法不夠細膩，很難直接應用到陰莖這個敏感的小器官，先以小動物顯微手術練習，能使術者體驗如何獨力作業、堅定耐力。我們備有全套小動物顯微手術訓練設備，讓有志者練習必需的技藝。

以小白鼠為練習技巧的對象

2009年6月有位來自雅典的23歲年輕病患，他先前被法國的血管外科權威進行過手術，但因手術無效，故大失所望而來台尋求台灣妙方，他64歲的父親及其醫師尤金・阿拉赫果夫（Eugen Alargof）同行，透過當時擔任喜來登飯店總經理的喬瑟夫・杜勒（Josef Dolp）先生安排，遠道來台就診，這位總經理是出生在維也納的歐洲人，知道曾有比利時、瑞典、挪威與英國的患者遠渡重洋專程來台接受台灣妙方，他好奇地問我：「這種超精密手術歐美一直失敗，不僅需要超級技術，也需要超好的眼力，聽說術程長達3～6小時，請問你是如何辦到的？我提起如有意習此技術，必須耐心先以小老鼠進行顯微手術訓練，因為老鼠的命根子微細，常常需要放大25～40倍，顯微鏡底下看起來比大象的還要壯觀，微細組織一覽無遺，如能順利進行各種接合手術，表示已備基本技術。

1985年我已可為小老鼠自體睪丸移植，技術練習純熟後，手術對象轉為人體，立刻有海闊天空的感受，操作起來得心應手。這道理如同我們以肉眼直接觀察跳蚤，恐難區分其口部與眼睛，如果改用25倍放大鏡來觀察全身，再改回5倍，甚至不放大，可能連跳蚤的腳毛都依稀可見。這種挑戰性那麼高的手術，現今已有謝政興醫師、溫柏樺醫師可以薪火相傳，希望不久的將來有更多人能成功，才能讓更多病人受益。

訓練伊始，先用10-0細線顯微縫合新鮮闊樹葉（考驗拉線方向正誤與綁線是否鬆緊適度，如拉線方向不正確，樹葉立刻被拉線切裂開；如線綁得鬆垮垮，宛如迎風吊鈴，如綁太緊，新鮮樹葉的組織即柔腸寸斷，恰似拳擊比賽揮空拳），手術手套（手套的彈性類似動物的活體組織），接著進入小鼠訓練（鼠體同人體會出血，血液的黏滯性會沾粘或包埋縫線），這些步驟是賽跑前先練走路般循序漸進的功課，勿企圖一步登天，否則將徒呼負負。

其中又以睪丸自體移植最困難。老鼠睪丸體積甚小、解剖複雜，是練習顯微手術技巧的好教材（a Labaratory Manual for Potency Microsurgery），更是磨練外科醫師耐心與功力的寶物。這些功夫是人體手術時只容許撥開血管周圍組織，而不容刺破靜脈的必備能力。施行靜脈手術時術者最好「肉眼施術，但能想像到40倍的景象」，亦即術者有能力將熱血限制在海綿體內，術中不必慌慌張張引用電刀！

尋求「台灣妙方」的中外人士絡繹於途

我們參酌各家學說，1985年6月開始閉關修煉，先以小白鼠為練習對象，完全拒絕電燒，也不用通常手術必備的吸血設備。1985年7月至隔年5月對人體解剖預習與求證；1986年6月至隔年5月，對陰莖靜脈閉鎖不全的陽痿病人施以深背靜脈結紮術8例、進階陰莖靜脈補漏技術23例、陰莖靜脈動脈化術4例，共計35例，此術因臨床經驗而精益求精，迄2020年已完成逾3500例，應邀刊載於2018年出刊的第二版《生殖百科全書》之「陽痿的血管手術」。

詳盡分析後發現「陰莖靜脈補漏技術」的可信度，且很快發展成完全拒絕電燒，不需通常手術必用的吸血設備，局部麻醉門診療程即可竟全功，落實「台灣寶島搗陽痿，門診治痿兼旅遊」。因為「品質可靠、堅固耐用又持久」，不少人從患者變好友，口碑相傳之下尋求「台灣妙方」的中外人士絡繹於途。

1996年，美國泌尿科醫學會（AUA）回顧文獻中發現，「花費2萬美金、必須全身麻醉的陰莖靜脈結紮術短暫效果好，但兩年內必倒」，而公認血管會再生，所以美國泌尿科醫界討論訂出「臨床指南」：「陰莖血管手術效果不佳，甚至冒著陰莖麻木與變形的風險，為顧及『正義』，不宜再進行！」因此共識，陰莖靜脈手術頓時搖身變為人人喊打的過街老鼠，歐美醫界更有人「義憤填膺」直指陰莖靜脈手術是「偽手術」（Sham Operation）！眾所周知「偽鑽石」是「奸商」用來騙錢的，同理果然醫界也有「奸醫」？

其實提議此「臨床指南」的醫師不愧是「文天祥」的傳人，因為1997年夏天，有台灣泌尿科醫師親自參與陰莖靜脈補漏技術兩年卻「徒勞無功」，1999年喟嘆自己不是那塊料，並稱「不能為而堅持為，本手術必成偽手術」，可嘆，上帝只為正常男人配備一支陰莖，尋求手術不可不慎。

孤獨地「奮螳臂擋車輪」

難怪泌尿科醫界無不易幟，服膺美國泌尿科醫學會的「臨床指南」，並且爭相走告，努力訓戒後輩不可為，哀哉「陰莖靜脈補漏技術」極刑定讞，且全球響應，頑固如我者，孤獨地「奮螳臂擋車輪」的下場可想而知！1998年7月，有位曾接受「台灣妙方」的患者專程到門診提問：「如果真如某權威醫師在媒體宣稱陰莖靜脈手術後『兩年內必倒』，甚至『適得其反』，為何我手術滿12年，迄今如意，幸哉多享用10年，算我賺到嗎？但是否表示明天就會『一元垂垂』（台語）呢？」

大哉問！此話直搗我心深處，促使我隔年秋天進行人體陰莖靜脈解剖學更詳實的再驗證，並激勵我進行臨床探討，2002年春天積極追蹤1986年6月～1987年5月的31例受術者，動員所有管道找到23人，喜見仍有12例可自然性生活，比較相隔17年的海綿體造影圖，未見靜脈再生，而效果不理想的11例，雖功能依然優於手術前，但均顯現可觀的靜脈，相較17年前條件相同的造影圖，「殘餘」陰莖靜脈僅見變粗，未見變多，2018年秋季，猶承接這群曾被陽痿折騰者推薦來的患者兩例。

病患從一條蟲變一條龍

1986年有位鄭姓患者，足蹬木屐，衣衫襤褸，蓄鬍長髮如遊民的模樣，垂頭喪氣前來台大醫院看診，說此翁80歲應無人反對，他自稱罹患糖尿病7年，「舉而不堅、堅而不久」5年，行房完全「損龜」3年，太座「河東獅吼4年」，「他自己河西發抖3年」，真想躲起來當「和尚」。

「算了吧，如果想當和尚就不會來這裡！」我如是勸慰他，「何不告訴尊夫人那是三七五減租德政，共體時艱則福報可『得』。」（「得」是他名字之一）。檢查後發現是陰莖靜脈滲漏，故接受深背靜脈結紮術，他是此術的第8例，當時已有靜脈截除的概念，因此其陰莖靜脈系統被清除到陰莖根部。手術後半年追蹤，他誇讚不已，我則調侃他不要「虛報戰功」。隔年他西裝革履，容光煥發專程到門診道謝，壯年紳士的外表，讓我一時認不出來。

我同時也憶起一位修飛機的好友林鑫德先生，轉述他1970年在美國維吉尼亞受訓時維修教官口述的故事。美陸軍航空單位喜好飼養公雞當吉祥物，其航空隊也不例外，可惜買來時「雄赳赳、氣昂昂」的公雞，亮麗的羽毛因機油沾污而憔悴，既不會啼叫報曉也不會跳舞，年輕大兵手持藤條追擊懲罰均無效，經驗老到的士官長出面教導，如添購母雞，一切迎刃而解。果真有對象之後，該公雞羽毛整潔，既知啼叫，尤擅跳舞，朝氣蓬勃。

外表似六旬的他，2002年應我要求進行海綿體造影術，顯示手術殘留的陰莖靜脈數目不變，但脹大兩倍，當時我直覺宣稱手術後效果折半有理，不料他立刻抗議現在還常常使用，我不認輸地戲謔「兩隻馬、兩隻虎，『馬馬虎虎』是嗎？」，他同時也讓我了解其身體狀況，因為1986年施行「靜脈結紮術」讓他信心滿懷，1990年他接受心臟血管繞道手術，2013年年屆83依然維持性功能，自稱「謝謝還關心我，我已衰老，偶而自慰足矣」。

台灣妙方的特殊手術

我這份特殊手術的醫學報告可說命運多舛，是篇「逆流」歐美醫學的研究報告，2002年8月投稿《美國泌尿學雜誌》（Journal of Urology），三評審中兩人讚美、一人半讚半貶，但第一輪就被退稿，於是直接投稿《性學雜誌》（Journal of Sexual Medicine），同樣地，三評審中兩人完全讚美、一人半讚半貶，依要求修改後擲回，滿心期待，三評審清一色無意見，結果竟被編輯委員會退稿，理由是「本文刊登在此期刊，將會有許多病人尋求施行靜脈手術」。

2004年4月改投稿《美國男性學雜誌》（American Journal of Andrology），7月即被接受，2005年1月出版，於是2007年有數位美國陽痿患者跨海諮詢，但表示美國主流媒體一致強調海外醫療非常冒險；2008年，兩位具冒險精神的勇敢病患前來手術，術程平順、輕鬆，並有立竿見影的效果，使他們大嘆早就該來。

手術後「靜脈再生」（Recurrent）的共識經得起考驗嗎？本研究顯示，如果手術效果不好，術中剩餘的靜脈（Residual）才是「禍根」。緊接著我又思索，如前述鄭先生的例子，經「台灣妙方」的術者，即便術時陰莖靜脈解剖認知不足，故仍有殘餘的靜脈，但術後17年功能依然優於術前，舉世的「兩年必倒」何在？多位歐美權威醫者甚至認定術後效果撐不過半年！

由其他醫院術後的病例顯示，外科人人仰賴的「電刀」是術後勃起功能「適得其反」的「主嫌」？研究發現，應用電燒是直接導致手術效果不佳的元兇，因為電燒順沿釋出靜脈管壁長趨直入「燒烤」海綿體，對於陰莖勃起功能「成事不足，敗事有餘」，可惜如挪威患者來台受術後成立的網站中所言，現今西方外科醫學無法直接訓練出掌握「台灣妙方」的術者，除非能對「應用電燒」的習性斷奶，方能革除此「兩年必倒」的陋習，竭誠期待有意者依循我建議的方法訓練。

令醫療團隊振奮不已的驚人結論

1999年秋，數位病患接受靜脈截除術後，勃起功能由好轉差，因此得到啟示，對他們再度進行陰莖海綿體造影術，顯示出驚人的結論。人類的陰莖靜脈比現今醫學文獻的敘述不僅數目更多，且分布更複雜，因反復不斷在人的解剖體中得到證實，除了傳統描述的陰莖「深背靜脈」（Deep Dorsal Vein）系統1條，仍然有可以引流海綿體血液的「海綿體靜脈」（Cavernosal Vein）2條，及「動脈旁靜脈」（Para-Arterial Vein）4條。我們將此嶄新的陰莖版本當作陰莖靜脈補漏技術的藍圖，術後兩年成功率獲得改善，提升為90.3%，讓我們的團隊振奮不已。類比於1986年的患者，推論其治癒的勃起功能，只要受術者的身體夠健康，大多數人得享「終身職」。

如把「陰莖靜脈補漏技術」對陽痿的治療視同警方包抄逃竄高速公路的歹徒，那麼，手術的靜脈藍圖就是抓歹徒的高速公路圖。假如老警伯只知1號高速公路，腦中渾然不知還有2號高速公路2條與其他快速道路能讓歹徒逃脫，試問如何實現把匪徒繩之以法的承諾？接著又發現：陰莖靜脈補漏技術加上服用威而鋼，能解救開始服用「威而鋼」，漸漸淪為「不威而柔」者，成更強悍一族，所以**「威而鋼」加上「陰**

莖靜脈補漏技術」，簡直「如虎添翼」，何苦亞洲人一直對無辜的「虎鞭」垂涎三尺？

為台灣獨特研發的「陰莖靜脈補漏技術」找學理

因傳統靜脈手術失敗，歐美學者忙不迭為醫者找下台階、為陽痿註釋，也順理成章「清理門戶」。醫界共識把靜脈因素從導致陽痿黑名單中剔除，亦即：靜脈因素與陽痿無涉？對於勃起功能障礙的病因，歸納為七大因素所造成：

1.荷爾蒙不全（Hormonal Imbalance）

2.動脈功能欠佳（Arterial Insufficiency）

3.神經病變（Neurologic Defeceit）

4.藥物副作用（Drug's Adverse Effect）

5慢性全身性疾病（Systemic Chronic Disease）

6.心理因素（Psychogenic Factor）

7.海綿體內缺陷（Cavernosal Defect）

讀者一望便知，前六項放諸四海皆準，不幸以往被重視的「靜脈病因」已被除名，因之不論靜脈手術如何完整且小心翼翼，都無法治癒病人的勃起功能障礙！果真如此，達到陰莖堅挺的勃起，靜脈所扮演的角色應極微小？為解答本疑點，我們設計實驗，在過世的人身上執行陰莖靜脈補漏技術前後的流體動態試驗，這些解剖體都證實已宣告死亡3～6小時，亦即解剖體已無生命，纖維組織失去彈性，陰莖的堅硬勃起不應該受制上述七大因素。我們的目的在於測試，在達到堅硬的勃起機轉中，陰莖靜脈是否扮演樞紐的角色？結果是肯定的，「靜脈因素」被除名豈不冤枉？

獲國際暢銷書作家青睞

拜網路科技「無遠弗界、瞬間傳訊」之賜，2003年紐約時報最暢銷書作者瑪莉．羅曲（Mary Roach），2005年6月讀到我們在歐洲《國際男性學》」（International Journal of Andrology）雜誌刊登的論文——〈陰莖靜脈扮演勃起樞紐的角色：血液動力學實驗的證據〉，即日後所說的「死人也能勃起？」，她即刻電傳自我介紹信，我乃一介書呆子，只知忙著手術與研究，竟不識她是何許人？趕緊拜讀其大作《不過是具屍體》，書中描述引人入勝，讓身為醫者的我忍不住先敬禮再回頭慚愧，但心想她是否與歐美醫界大同小異，以前曾一起忽略此最具說服力的「反證法」，因為人的生命不存在，心理、荷爾蒙等病因才一起壽終。她約定7月專程訪台。

見面時瑪莉問我，何以近年令人側目的男性學研究報告，多出自台灣同一作者？我何來靈感在「屍體」陰莖進行靜脈手術前後的流體研究？我回答，「陽痿病因總排名，靜脈因素我最行」，而靜脈病因已在1996年間被歐美醫界從陽痿「禍根」名單中移除，因上述七項陽痿病因只在生命結束才停止。君不見醫者鼓吹「心因」是陽痿之首惡？請問人過世後有心因嗎？她直呼台灣人聰明！至於她幽默的本性，則展現於言談之間。

瑪莉閱讀過許多我的英文文章，對於人類「龜頭」內相當於「狗鞭」骨頭之「遠端韌帶」印象深刻，該結構2006年被谷哥戲稱為「匕首」（Dagger），原來匕首不是荊軻刺秦王的專利，男生人人有，難怪色字頭上一把刀？遙望101大樓時，瑪莉立刻風趣地抗議該建築物，不能僅因「遠端韌帶」（意指避雷針）就號稱是世界第一高樓。而她書寫《Bonk：The Curious Coupling of Science and Sex》（中文譯本：《一起搞吧！科學與性的奇異交配》，時報出版）一書的科學態度，讓人肅然起敬，不愧是當代最具科學精神的性學家，難怪該書贏得全美年度好書的頭銜，該書第6章「陰莖環與台灣妙方」，專述「陰莖靜脈補漏技術」如何以創意再造男性雄風。

瑪莉來訪時，得知「台灣妙方」沿革的艱辛漫長路，驚奇得有些不敢置信。我提起在台灣當醫師的繁忙，她顯得很同情的樣子，好奇何以能找出時間研究？榮幸之至，此革新發現已刊登於2018年《生殖百科全書》（Encyclopedia of Reproduction, 2nd edition）：第一冊「男性生殖」（Male Reproduction）的「男性生殖系：勃起異常」（Male Reproductive Tract：Erection Abnormality）第382～390頁。

命根子是感性器官排行榜冠軍

儘管傳統靜脈手術在爭議與懷疑聲浪中，我們以「台灣妙方」手術成績斐然，純粹局部麻醉、門診治療即能達成。我們手術過3位長期服用可邁丁（Coumadin，抗凝血劑），及20餘位服用阿斯匹靈（Aspirin）的患者，療程與其他患者一樣平順，看來「陰莖靜脈補漏技術」的禁忌並不多。

手術精髓在於過程中不傷害靜脈外的任何縱向組織，禁忌使用肇致海綿體纖維化的電刀，一般手術必有的血水抽吸設備（Suction Apparatus）根本派不上用場。能屈能伸的陰莖全仰仗血液填充海綿體才能當「魔術器」，其後賴靜脈血管把海綿竇血引回體循環，任何有意本術的醫學專家，在為病人施行手術之前，必須透過小動物的顯微手術訓練，才能預先具備完美處理小血管的能力，所以手術技術像走鋼繩，處理小血管的能力等同平衡感，「期望走鋼繩，必先練平衡」差可比擬！

命根子是個感性排行冠軍的器官，筆者1984年在台大泌尿科見識不少看似偉丈夫，置入導尿管時變身膽小鬼，往往以哀號來回應，自忖果真痛徹心扉？1985年支援省立桃園醫院時，趁值班之便，備妥導尿包，躲在頭等病房DIY插入導尿管，起先若無其事送入導管，心想那些哀號者應屬誇張一族，不料繼續前行20餘公分，應是尿道括約肌處，刺痛立刻來報到，有此體驗，之後為男性患者置入導尿管時，必定請人強力按摩其公孫穴（腳掌高骨、赤白肉際之間），拔除導尿管時，以右手同時按摩該穴，從此未見病人喊痛，常常有人大力讚美此招。

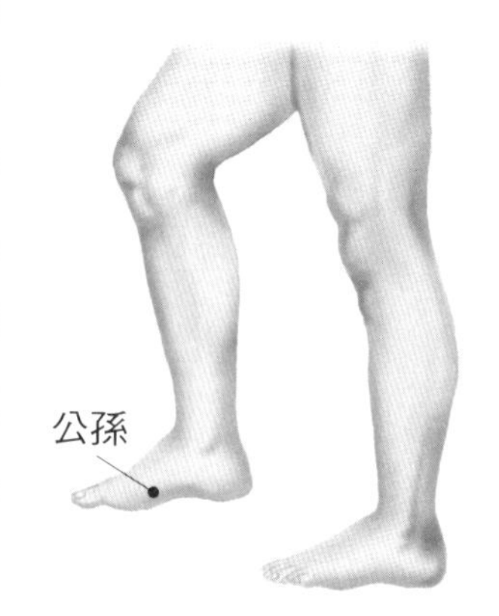

術前膽寒，術後勇敢

此敏感的部位被施術，許多患者常「術前膽寒，術後勇敢」，手術前是緊張大師，手術後得意忘形、自詡超級英勇，常遇受術者自嘲術前的擔心白費了。而這種局部麻醉功夫，沒見識過的醫師不相信，我們對於這個精密微小的解剖結構，如何精準注射到正確的位置，及如何做到這麼精準而高難度的手術，否則將「失之毫釐，差之千里」。**百聞不**

如一見，但百見不如一練，不只需親眼見，也需親自練，否則無法掌握要領。我們居於推廣成熟醫療技術的立場，尤其這類舉世難以解決的技術，更應被推廣，我們希望可以邀請到各地專家，共同見證、交流、切磋，促成學術的發揚與進步。

除了上述的醫學新發現外，還有幾項獨特的創見，以人工陰莖植入術為例，我們經由陰莖微小結構的認知，成功發展陰莖根部阻斷術（Crural Block）與陰莖海綿體神經阻斷術（Cavernous Nerve Block），全然拒絕術程中為放置植入物必須擴張海綿體的疼痛，甚至三件式人工陰莖植入術也能純粹以局部麻醉門診手術為之。

在局部麻醉中一直被醫界禁用的腎上腺素（Epinephrine），1988年以來，經我們臨床逾萬例的歷練，證明該藥其實可延長局部麻醉藥劑的作用時間，且不會引發副作用。經本突破傳統的做法，使得腎上腺素在陰莖手術所扮演的角色翻身。

同樣的，矯正陰莖彎曲的門診手術、陰莖靜脈截除門診手術、人工陰莖植入門診手術、精索靜脈曲張門診手術、陰莖延長或加大門診手術，及已植入人工陰莖患者的陰莖延長或加大門診手術，均可「陰莖手術笑談中，門診治療真輕鬆」。2007～2009年，謝政興醫師已成功完成陰莖靜脈截除門診手術23人，證明此「台灣妙方」已能薪火相傳，這種適用於大部分陽痿患者的秘技，在未來將不會成為絕學。

我手術過的患者來自海內外，包括英國、挪威、瑞典、芬蘭、德國、荷蘭、比利時、法國、西班牙、葡萄牙、義大利、希臘、斯洛伐克、波利維亞、澳洲、紐西蘭、美國、加拿大、智利、泰國、菲律賓、印度、印尼、巴基斯坦、中國、馬來西亞、香港、澳門、日本、斯里蘭卡、汶萊、俄羅斯等國，其中以美國為最大宗，無不宣稱此獨特技術的

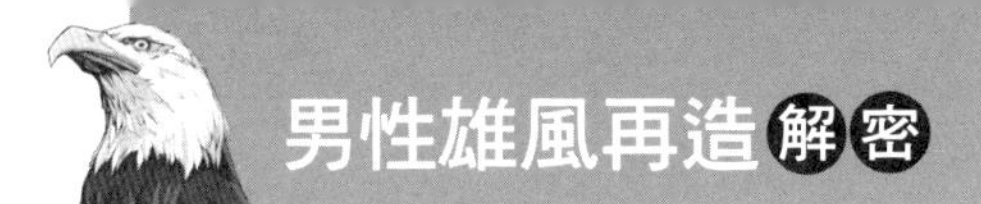

困難度應是如今外科學之最，這種「九成靠技藝、一成靠器具」的陰莖靜脈補漏技術，希能拋磚引玉，在台灣與更多醫師分享，始能讓更多患者受惠，屆時讓「台灣雄風再造團，東西風水輪流轉」成真。

第4章

陰莖解剖學的革新及臨床應用價值

如將陰莖勃起相關的靜脈視同台灣的道路系統，「深背靜脈」是第1高速公路、「海綿體靜脈」是第2高速公路，「動脈旁靜脈」就是省道，「釋出靜脈」等於交流道，而「環形靜脈」雷同東西快速道路，陰莖在「巴氏膜」與「白膜」之間的勃起相關回流靜脈是一個相當完整的系統，而非舉世公認只有一條「深背靜脈」。

人類的陰莖外觀單純，雖不是個體生命的重要樞紐，但不愧是傳宗接代的必需配備，終其一生，本器官可能是男性全身最受關愛的部分，肩負尿尿與性交的雙重功能。天生外露，無人想像其內部構造暗藏玄機，醫學文獻的描述稱得上簡單，人們攜帶終生，征戰無數，就是不知宗堂之妙，果真「知難行易」！

感謝1985～2003年間，台大醫學院的解剖大體老師讓我們尋幽探勝，也感謝文藝復興開始，西方無數解剖學者不但建立基礎，且「慷慨」失誤，才讓我們有革新的空間。誠然：命根子獨一無二，內部裝潢不透澈，瞞過歷代眾醫將，吾人鑽研得真相。

陰莖解剖構造複雜而獨特

其實陰莖部位的解剖構造異常複雜且獨特，是由皮層（Dermis）、柯氏膜（Colles' Fascia）、巴氏膜（Buck's Fascia）及白膜（Tunica Albuginea）四層組織，圍繞著1支尿道海綿體及2支陰莖海綿體而成，後者是人體全身最適用物理學「巴斯卡（Pascal）原理」的環境。

龜頭蓋括護罩尿道海綿體及陰莖海綿體，被認為是尿道海綿體的膨大部分，故有人戲稱「命根子」由ABCD層所構成，龜頭最出風頭。陰莖根部則有恥骨海綿體肌（Ischiocavernosus）及尿道海綿體肌（Bulbospongiosus）穩住「根基」，這些是各教科書所公認的描述；陰莖白膜也被描述成單層且全圓周厚度相同，在巴氏膜與白膜間的靜脈血管是單一的「深背靜脈」，龜頭是尿道海綿體的延伸，兩者的海綿竇是相同的嗎？這些說法絕對正確嗎？

患者問題催化發現「遠端韌帶」

最近十年，人類在勃起功能的病理生理學（Pathophysiology）有顯著的進展，據以發展出來的陽痿治療更讓很多學者引以自豪，然而這些進展都是根據上述教科書所描述的解剖內容為基礎，這是鐵律嗎？在我們日常醫病互動的過程中，有些引人深思的互動現象可誘發我們思考，教科書的內容是否有改進空間？亦即醫者認真對待患者的問題，才可能找出真正答案。

1985年10月有位28歲患者來求診，他深受陽痿困擾7年，瘦高帥氣的外貌搭配憂鬱的表情，令人有「玉樹臨風、搖搖欲墜」之感。自述因隱疾遍尋名醫，洗澡時想對不爭氣的小弟弟一探究竟，故由尿道口往陰莖幹方向觸壓「自摸一把」，感觸到有個堅硬的凸起物。這個情形等同孩童時即將長出來牙齒的牙齦，因為癢癢的感覺，而將指頭伸入口內探觸到硬物的經驗。某腫瘤醫師懷疑是癌物，建議他找泌尿專科醫師求證，他忐忑不安，詢問龜頭內該物是否為「陰莖癌」？

經他一問，我只好臨時抱佛腳，趕緊以診間掛圖輔助說明，共同認定龜頭內純粹由海綿竇組成。此君等於確定診斷，失望之情溢於言表，聲稱如患陰莖癌該「斷尾求生」，去「禍根」以保命，則人生只剩黑白，夫復何求？他悻悻然離去，「別時容易見時難」，從此不再遇見，此景迄今盤繞我心。

我如廁時，模仿該患者自摸，驚訝自己也有此物，我自信該物是正常構造，直接質疑來自「教科書」的診間掛圖未必正確？我將本問題請教科內老師，英雄所見略同，因不能解惑而展開「查尋醫書」之旅，世界各個版本說法統一，都說「龜頭內純粹由海綿竇組成」。

負笈美國求解惑

我並未放棄解答此疑問，1991年負笈舊金山加州大學醫學院，在泌尿神經部當研究員，趁機請教大學中名揚世界、書寫流行各國泌尿學、解剖學的權威作者，皆無所獲，最後好不容易在舊金山實驗室中埋首鑽研數月，終於獨自揭曉這個人類的正常構造，並命名為「遠端韌帶」（Distal Ligament）。因為不論解剖的位置與組織學的成分完全相同，本構造相等於較低等動物（如鼠、狗）陰莖的骨頭（Baculum, Os Penis），它於龜頭的角色宛如聖誕樹的樹幹或雨傘的傘骨，這是陰莖白膜外縱層的延伸物。

此事讓我深深領悟，被男人視為象徵的陰莖構造奧妙無比，但歷來醫學界並未正確描述。1993年門診來了一位活潑的3歲小男生，當獸醫的媽媽表示此次門診的主要理由是包莖蓄積了一些奇怪的白色物質。「包莖併發包皮垢」其實是相當常見的陰莖疾病，絕非這位小男生的專利，這位頑皮的小病人問我：「醫生伯伯，為什麼我的小雞雞有時候摸起來有骨頭？」媽媽在一旁插話，狗狗的小雞雞裡都有骨頭。門診後，感慨學海無邊，於是趕緊遍尋醫學文獻，但皆未見地表動物陰莖的比較探討，當然無從知其奧妙，為了不要繼續「莫名其妙」，身為醫者的我決定進一步進行科學探討，以提供正確答案。

為白膜重新定位

如上段所述，陰莖海綿體的白膜一貫被描述成單層、厚度均勻，純粹以環狀纏繞方式，360°完整地圍住海綿體。然而歷經如拆解飛機引擎般的抽絲剝繭，手術顯微鏡、光學顯微鏡、掃描式與穿透式電子顯微鏡，特殊染色搭配偏光光學顯微鏡的研究，我發現白膜其實是由內環層及外縱層所構成，外縱層好比人體四肢的指頭韌帶。

眾所周知，韌帶來自手部或腿部近軀體的肌肉，陰莖情況可類比指頭。這種雙層結構簡直像單車內胎、外胎的設計一樣，內胎360°負責包住空氣，外胎負責產生強度，故與地面直接接觸，300°包抄，讓出60°以卡住輪框。同樣地，白膜的內環層負責容納血液，360°圍住海綿體，外縱層承受勃起的強度，300°包抄，讓出60°以卡住尿道海綿體。白膜的內環層協同中膈（Median Septum）及其輔佐物「海綿體內樑」（Intracavernosal Pillars）合作支撐海綿體，在陰莖懸垂部分中膈不完全，在背側特別明顯，亦即兩個陰莖海綿體可自由交通，往陰莖根部漸漸形成完全中膈，所以中膈的完全度與海綿體內樑的數量相反，造就陰莖越靠近龜頭部越有膨脹的能力。

有傘頂無傘幹，很難經得起風吹雨淋

白膜的外縱層可視同骨骼肌的延伸物，宛如指頭的韌帶，因恥骨海綿體肌的加入而變厚，在1～11點鐘方位形成背厚區（Dorsal Thickening），此區往龜頭延伸而形成**遠端韌帶，這是個不可或缺的構造物，卻被醫學文獻完全忽略，其實有了此結構，龜頭才經得起性交的衝擊力，使勃起的陰莖幹貫徹強韌抵達尿道口，因為能支撐龜頭部，並串聯海綿竇以保護尿道口的暢通，否則射精無法「貨暢其流」，如果沒有這個結構，就像雨傘有傘頂而無傘幹**，同樣的，因尿道海綿體肌的加入，分別在5及7點鐘方位各形成腹厚區（Ventral

Thickening），此區形同河川的兩岸，容許觸摸辨識；陰莖海綿體的白膜外縱層在5～7點鐘的腹側面，即與尿道海綿體交界處，根本不存在，所以堅硬勃起的陰莖不會壓迫尿道，陰莖解剖學的全盤了解，才能讓醫學家發展出有效的手術法及其他的陽痿治療法，讓我們共襄盛舉，為醫學開路，為患者討公道。

釐清骨骼肌和平滑肌的關係

在人類陰莖中，骨骼肌和平滑肌的關係尚未被完全描述，而我們已釐清。平滑肌出現於海綿竇壁及動靜脈血管壁中，而海綿竇卻出現於陰莖海綿體、尿道海綿體及龜頭部，教科書公認龜頭部的海綿竇是尿道海綿體的延伸，亦即兩者的海綿竇是「同卵雙胞胎」，經由組織學微細的分析，發現龜頭部的海綿竇不僅塊頭特大，其竇壁內膠原纖維與彈性纖維也最粗大，難怪膨脹係數特別優秀，這是受得住衝擊力的基本條件，與尿道海綿體的海綿竇不同，因此**陰莖中陰莖海綿體、尿道海綿體及龜頭部，各自擁有專一結構的海綿竇，以應付不同的需求。所以這是典型的「三國」鼎立，而非教科書向來認定的「兩國」瓜分。**

骨骼肌性質的組織包括恥骨海綿體肌、尿道海綿體肌及其延伸物白膜。白膜因應各部生理功能所需而有不同的排列與厚度，亦即在陰莖海綿體（Corpora Cavernosa）中，兩塊骨骼肌及內環外縱雙層結構的白膜，完全圍住主要由平滑肌組成的陰莖海綿體，形成人體中全身最適用巴斯卡原理的環境，此處是大丈夫能屈能伸的「機關重地」。

相對地，在尿道海綿體（Corpus Spongiosum）中其環繞的白膜微薄如紗，層次單一、環形走向，天生不會硬，可證白膜外縱層是讓陰莖能堅硬的「軍事要塞」。尿道海綿體肌僅在球部尿道（Bulbar Urethra）包圍住尿道海綿體，因為不論海綿竇如何充血，尿道海綿體均能處變不驚，絕對不隨陰莖海綿體硬起來，照樣溫柔可親，因此**在陰莖勃起狀態，由此肌肉努力陣陣擠壓尿道海綿體，活像擠油壺的雙掌，展開一波波射精動作，合乎「一吐為快、多吐銷魂」的境界。**

遠端韌帶之於龜頭，宛如聖誕樹幹支撐枝葉

在龜頭部，骨骼肌成分的遠端韌帶包埋於平滑肌構成的海綿竇中，此韌帶是白膜外縱層的延伸，強韌異常，其與龜頭海綿體的關係，似聖誕樹幹支撐枝葉，如果沒有這個等同於貓狗陰莖骨頭的支撐構造，龜頭只好像女性的乳頭，只能被吸吮、無法引領堅硬的陰莖幹「登堂入室」，更不耐衝撞，充其量像汽車的安全氣囊，只能吸納，無法支撐，只好辜負性功能的使命。

台灣花蓮「無臂蛙王」蔡耀星，幼時家境清寒，因工安喪失雙臂，不僅生活起居自理，還練就一身游泳功夫，且屢次獲獎，他常鶴立跳水板上，躍身彈跳沒入水中。而勃起的命根子外觀與他鶴立跳板差可比喻，龜頭部與人體的頭部相同，遠端韌帶與頸椎相當，陰莖海綿體相等於體腔，中膈是90°旋轉的橫膈膜，平滑肌組成的海綿竇等同於人體腔中的臟器，體壁最堅強的部分是骨頭組成的，相同於陰莖海綿體的白膜，骨頭與白膜的組織成分同為第一型及第三型膠原纖維，雷同度極高，陰莖腳則相等於人體的雙腳，看來這樣的設計頗為合乎人體工學？

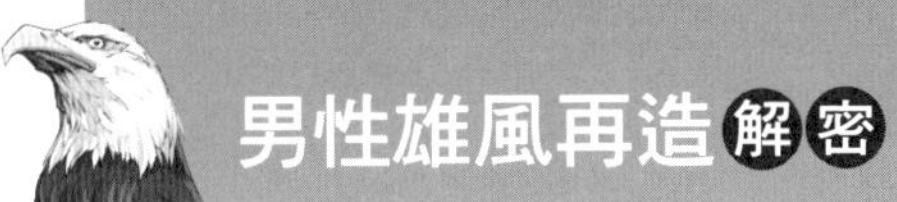

動物陰莖超級比一比

陸地哺乳類脊椎動物陰莖外觀雖大同小異，但構造上大異其趣，狗陰莖的長骨頭、老鼠陰莖的短骨頭，與人類陰莖的類骨頭，貌似差別很大，其實組織成份雷同，顯現進化的證據。

陸地脊椎動物在地球的不同世代分別扮演霸主的角色，地表動物爭奇鬥艷，生命力五花八門，生殖器則是代代相傳的必要配件。

不論功能與構造，雌性動物的生殖器差異微小，雄性陰莖則大異其趣。以雄性四足脊椎動物陰莖的標準配備模式而論，例如牛、馬、貓、狗是縱向隱藏腹部，座落肚臍與睪丸間的「含骨鞭」，發動交配伊始，須模仿直立動物以兩隻後腳支撐，緊接著努力將陰莖塞入雌性配偶的陰戶內，猶如世足賽的「攻門得分」。

小時候我是家中水牛的牧童，記得有一回公牛搭上發春的母牛背，幾近成功的好事被我適時的鞭撻而功敗垂成，勃起的公牛命根子因牛臀劇痛而頹廢。當年所見的公牛發情是我生平第一次的動物觀察，當時雖不明究理，日後卻能從動物的陰莖解剖獲得創見，而當年破壞牛郎的好事真的很不該，故今日為人群成好事似在為當年之事將功折罪。

歷年來中外學者全心投入雄性陰莖的研究，發現**陸地四足脊椎動物，諸如狼、豺、虎、豹、貂、熊、鼠、狗、馬、驢等的陰莖都有堅硬的骨頭從中支撐，因骨頭有長短之別，而分為長骨陰莖與短骨陰莖兩種。**

有人立刻反駁：直立脊椎動物有陰莖，卻無骨頭，人類不是動物嗎？**直立靈長類動物陰莖獨缺骨頭是有道理的，試想，人類如沿襲四足動物的骨頭配備，飛奔時豈不似軍人出操「端槍跑步」？因此造物者設**

置「遠端韌帶」，以補償因為缺乏骨頭而減少的硬度。

老鼠的「精液栓塞」如同防火牆

為了探索物種陰莖的差異，2001年5月至2003年，我們把11位男人、7隻公狗、5隻雄鼠解剖體的陰莖，應用顯微鏡及各種染色方法進行比較研究，縱向剖面圖顯示，鼠輩的陰莖骨頭部外觀貌似人類的膝關節，以便於「彈指運動」，原來鼠輩交配數秒即射精，為阻擋下一位老弟接著下種，故立即形成防火牆作用的「精液栓塞」，而接棒者努力把陰莖送入母鼠陰道，靠骨頭部發揮彈指神功，以清除先一步登堂入室的

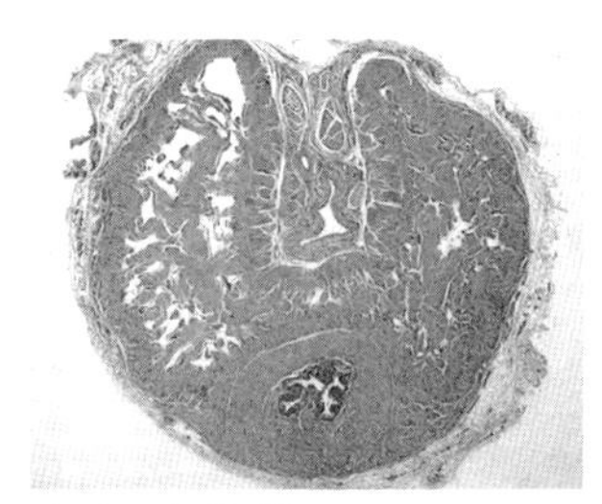

老鼠陰莖橫切面圖：兩個海綿體沒有中膈分開，25倍放大。

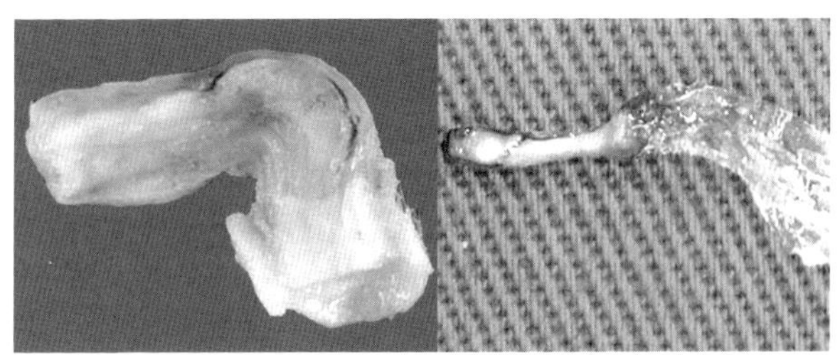

老鼠陰莖側面觀：外觀類似人類的膝關節，前端即是骨頭，7倍放大。

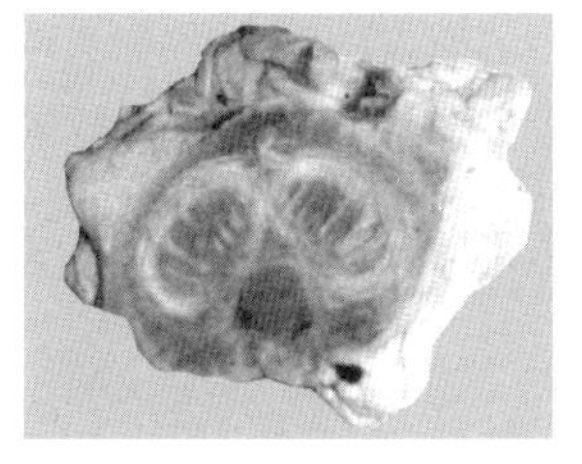

狗陰莖橫切面圖：兩個海綿體有完全的中膈，海綿體內樑豐富，以強化支撐能力。

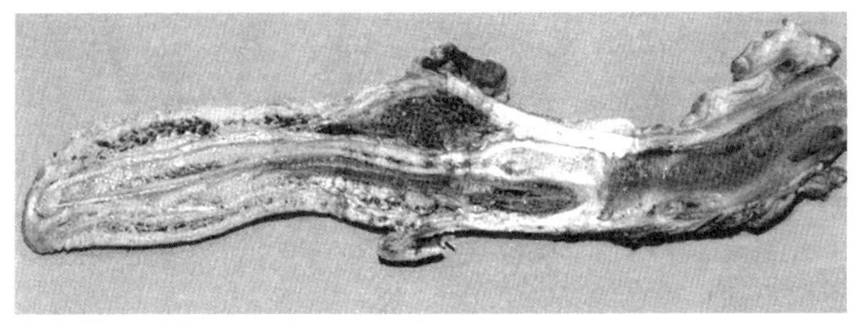

狗陰莖側面圖：狗鞭的骨頭特長（12公分），海綿體被逼迫到骨頭的後方。

老鼠哥哥留下的障礙物，再匆忙射精，以營造留種的機會。看來有些人喜好的3P，鼠輩是開山祖師爺。

至於狗輩的交配，足可讓許多男人自卑。行為伊始，公狗與母狗同向，一旦交配成功，公狗來個180°大轉彎，此時兩個狗頭分別對外，看還有哪個第三者敢來招惹，鐵定抵不過狗嘴的厲牙。但此景奉勸人類「僅供觀賞，切勿模仿，否則斷根自負」。

公狗陰莖中骨頭既長且硬，其中不含類關節的結構。公狗跨騎母狗背部，努力把狗鞭硬的骨頭納入母狗陰戶，公狗豪爽地180°轉向，「硬的骨頭由卿笑納，軟的海綿體自己留」，像極雙節棍，兒時聽聞公狗陰莖「倒鉤」之說，應是穿鑿附會。龜頭分成兩部分，簡直像羽毛依附在箭頭上，第一龜頭當先鋒，一旦交配成功，第二龜頭迅速脹大，以防滑脫，狗鞭卡在母狗體內時，就算天打雷劈也無法順利分開兩狗，牠們可以跟享用火鍋一樣——慢慢熬。小學時見識同村有人追打交配中的「狗伴侶」，壯碩的公狗只顧自己蹣跚遁逃，反向的母狗陰戶慘被拉出體外，證明動物本能「性」不如「命」。

遠端韌帶的組織成份

而男人呢？如前述，龜頭內部有堅硬的遠端韌帶，此物重要嗎？分析組織學成分，不論鼠、狗陰莖的骨頭，人類龜頭的遠端韌帶或包圍海綿體的白膜，主結構都是第一型膠原纖維，周圍編織以第三型膠原纖維，其堅韌度各個物種不相上下，故分類法是否應改為長骨頭、短骨頭與類骨頭三種？

眾人盡知，支撐重量的骨頭一旦折傷，術後需耗時經年才能完全恢復，何以組織學相類似的白膜及遠端韌帶一旦開刀，一兩個月就能痊癒？因此，歐美學者所主張的陰莖白膜、靜脈手術後「短期效果好，兩年內必倒」的理論，看起來與本研究的發現相違背！

所以在做出結論之前，科學性的探討不可或缺。更誇張的是，依然有紐約泌尿科醫師無視我們刊載陰莖靜脈手術後24年猶可能如意的事實，還堅持考古學觀念，宣稱歷史明示術後3～6個月將故態復萌，更強化我們宣揚新知的動機。

人類陰莖的特殊設計，只有造物者才有能耐完成

1986年6月我們的研發團隊，開始以台灣創新研發的陰莖靜脈補漏技術，臨床治療陰莖靜脈閉鎖不全的陽痿病人，並緊密追蹤病患的復原狀況，發現七成的受術者歷經10年猶見效。相對地，1996年美國泌尿科醫學會回顧文獻，因術後短期改善，但數月後急走下坡，故宣布為顧及正義，陰莖靜脈手術不宜再進行的「臨床指南」，使得「台灣妙方」淪為大逆流。

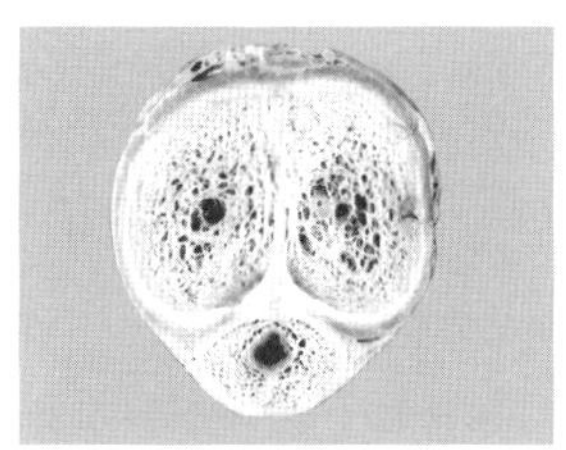

人類陰莖橫切面圖：兩個海綿體有不完全的中膈，越靠近龜頭處海綿體內樑數目越多、中膈的背側越不完全。

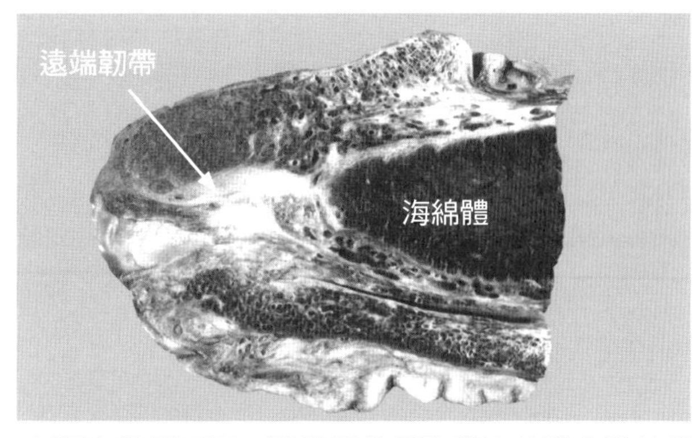

人類陰莖側面圖：遠端韌帶是陰莖海綿體白膜外縱層的集合體，是龜頭的骨架。

在美國泌尿科醫學會發布此宣告後，我為了尋找真理，於2001年激起想針對動物陰莖進行比較的研究，類比四足動物陰莖內的骨頭，人類具有對等的類骨頭結構，似足以支持達爾文的進化論遺跡。提及陰莖海綿體，鼠、狗盡在雄性體內，此構造簡直是骨頭部分的支撐底盤，深深埋藏於雄性體內，交配時絕不能置入雌性的陰道內。因為狗鞭的骨頭特長，所以兩個海綿體完全分開，即隔間作用的「中膈」是完全的，中間配置密密麻麻的海綿體內樑，以建立更好的強度，緊接著靠發達的恥骨海綿體肌來充場面；至於鼠輩因為交配時間短暫，又為了發揮彈指神功，順理成章沒有中膈，海綿體內樑缺如。

人類身為萬物之靈，可海綿體就不是男人的專利，大部分可進入女方陰道內，為了攜帶方便又不以犧牲硬度為代價，故配備有海綿體內樑及中膈，其數量剛好介於鼠、狗之間，這種設計，只有造物者才有能耐完成。

人類陰莖靜脈系統在勃起功能中扮演很重要的角色，是堅硬勃起的超級主角，祈求陰莖靜脈系統的解剖知識新發現，能夠引導陽痿的治療更加成功。迄今流行世界的教科書，向來一致的描述：介於白膜、巴氏膜間的靜脈，只有單1條深背靜脈，本靜脈被兩側各2條「背動脈」（Dorsal Artery）挾持，造成人體動靜脈比為2：1的唯一例外。如今終於明白深背靜脈是1支尿道海綿體、2支陰莖海綿體，以及龜頭部之海綿竇的共同引流血道，其實陰莖海綿體、尿道海綿體各有自己專屬的引流靜脈，所以除了陰莖靜脈解剖學，勃起的生理機轉也值得我們更進一步加以研究。

尤其當痔瘡手術、腿部靜脈曲張手術及精索靜脈曲張手術都公認可行，陰莖靜脈手術卻被醫界一致認定兩年內會失效而幾乎被放棄，我堅信這個觀點絕非鐵律，堅持以進一步的科學研究來澄清這個疑點。殫精竭智，二旬的探究，終於明白肛門、腿部、睪丸的靜脈系統早已一目了然，而陰莖勃起的相關靜脈恐還妾身未明，果然謎底被解，原來陰莖深背靜脈居中，從釋出靜脈（Emissary Veins）引來陰莖海綿體中海綿竇的血液，並由環形靜脈（Circumflex Veins）引流尿道海綿體中海綿竇的血液。每支陰莖海綿體各有自己專屬、更貼近白膜的海綿體靜脈（Cavernosal Veins），兩側的背動脈分別由其對應的內側及外側動脈旁靜脈（Para-Arterial Veins）挾持，位居動脈下端的兩靜脈交通枝清晰可見，動靜脈的關係，好像遊客舒適地躺在牢繫於兩樹幹間的吊床，其畫面趣味十足，內外側靜脈在陰莖門部合而為一。

陰莖靜脈如同台灣的公路系統

總而言之，陰莖靜脈數是「7」，而非教科書所描述的「1」，是介於白膜與巴氏膜間，而在陰莖門部靜脈數是「4」，也非以前所認為的「1」。故動靜脈比4：2（2條背動脈），全然合乎身體其他各部靜脈多於動脈的通則。動靜脈血管穿過白膜的方式大不相同，動脈筆直穿越白膜，靜脈則彎曲通過，所以可見位於白膜內環、外縱層的交界處，其靜脈切面出現兩個匯流靜脈通道，深背靜脈、海綿體靜脈及動脈旁靜脈，各有其專屬的「釋出靜脈」。

如將陰莖勃起相關的靜脈視同台灣的道路系統，深背靜脈即是第一高速公路、海綿體靜脈是第二高速公路，動脈旁靜脈就是省道，釋出靜脈等於交流道，而環形靜脈雷同東西快速道路。總之，陰莖在巴氏膜與白膜之間的勃起相關回流靜脈，是一個相當複雜的系統，而非舉世公認的1條「深背靜脈」。

簡而言之，陰莖靜脈截除術已開啟嶄新藍圖：介於巴氏膜及白膜間之陰莖靜脈有7條之多，而非傳統所述的1條，因為同名的靜脈二合為一，到達陰莖門部則剩4條，非舉世公認的1條，企圖執行陰莖靜脈截除術，非俱備此嶄新的陰莖靜脈解剖知識不可。這些革新論述已應邀刊登於2018年《生殖百科全書》（Encyclopedia of Reproduction, 2nd edition）：第一冊「男性生殖」（Male reproduction）的「男性生殖系：陰莖構造」（Male Reproductive Tract：Penis Structure）、「男性生殖系：陰莖勃起」（Male Reproductive Tract：Penis erection）與「男性生殖系：勃起異常」（Male Reproductive Tract：Erection abnormality）第382～390頁三章中。

陰莖靜脈補漏手術全程所需結紮有上百處

由陰莖側面圖來看，居中的深背靜脈由釋出靜脈引來陰莖海綿體的血，並由環狀靜脈引來尿道海綿體的血，所以本靜脈是陰莖3支柱狀體的共同回血道。其兩側有海綿體靜脈挾持，此靜脈不僅通往龜頭海綿竇，且沿著整條陰莖海綿體、緊貼白膜。在雙側的2條背動脈，各自有其內側及外側動脈旁靜脈所挾持著，最後兩靜脈合而為一，海綿體靜脈和動脈旁靜脈直接和陰莖海綿體互相交流著。

再由陰莖中段的切面圖分析，介於巴氏膜及白膜間之靜脈，有7條之多，而非傳統所述的1條，到達陰莖門部則剩4條。手術時與陰莖海綿體相交通的靜脈均需儘量補漏或截除。

深背靜脈、海綿體靜脈當然要被截除，截除後的靜脈端必須緊鄰白膜牢固結紮，即使是因靜脈壁細、脆，而無法被截除的動脈旁靜脈，也要用6-0尼龍線段段結紮之，經由我們的計數，全程所需結紮有78～125處之多。若無法截除，殘餘的（Residual）靜脈幾乎立刻鼓脹，而不是所謂的兩年再發（Recurrent）。

認識教科書以外新的陰莖組織

總之，陰莖主要是由2支陰莖海綿體，1支尿道海綿體（內含尿道）及位於前端的龜頭所構成。陰莖勃起時，血液經由陰莖動脈流入陰莖海綿體，造成陰莖海綿體內充血，同時壓迫住陰莖靜脈系統，讓血液不致流出陰莖海綿體，加上有堅韌且富彈性圍繞陰莖海綿體的白膜2支，使得陰莖膨脹勃起時，好比充氣後的輪胎，達到令人喜悅的雄姿。

勃起功能障礙（俗稱「陽痿」）有許多原因，其中一個關鍵因素就是陰莖靜脈滲漏。當血液經由陰莖動脈流入陰莖海綿體後，陰莖海綿竇因充血而膨脹，但無法壓迫住陰莖靜脈系統，血液很快流出陰莖海綿體，此現象就是陰莖靜脈滲漏，輕則「堅而不久」，甚至「舉而不堅」。當然，陰莖靜脈滲漏也有不同程度的差異，使得勃起硬度有差別。

譬如一個茶杯要斟滿水，若杯底有破洞，茶杯就不易斟滿。破洞小時，上面多加點水還可彌補滲漏的部分，維持滿杯的狀況（目前治療陽痿的藥物基本上就是這原理，放鬆陰莖動脈及海綿體的平滑肌，讓血液多灌流入陰莖海綿體），破洞大時，上面拼命加水恐怕也無濟於事，釜底抽薪之計就在於修補滲漏。

賞鳥需有正確的「路線指南」

陰莖靜脈滲漏造成的陽痿，就需手術將滲漏的陰莖靜脈截除或綁紮，使血液不會很快流出陰莖海綿體，陰莖海綿體內維持充血狀況，鳥兒才有臨風顧盼的神氣、迎風翱翔的能力。完全了解陰莖靜脈系統的分布，才能完美處理滲漏的陰莖靜脈，如同賞鳥需有「路線指南」。

一般公認在巴氏膜與白膜間，藏著1條深背靜脈及1對背動脈，但在人類其他組織中，通常是1條動脈伴隨2條靜脈，亦即陰莖是身體組織中唯一的例外，陰莖靜脈手術原理向來都是依據這種解剖知識，這是醫界的鐵律，但卻不是接近事實的真理，如此賞鳥路線，難怪看不到賞心悅目的鳥。

1999年春季，我們對數十位因陰莖靜脈滲漏造成陽痿、接受陰莖靜脈截除手術的病人進行研究，他們都因術後6個月到7年間，勃起效果由術後的興奮日後漸漸變差而回診求醫。為了解原因，再次進行可看清楚陰莖靜脈系統的陰莖海綿體攝影檢查，卻看到若干解剖教科書上從未曾描述過的靜脈，原來這項意外的發現，激起我們在人體上求證的動機。

在這次進行的反復解剖及臨床攝影檢查，甚至經掃描式與穿透式電子顯微鏡的輔助，證實陰莖靜脈比原來醫學想像的更加複雜，除了傳統解剖教科書所描述的深背靜脈系統外，還有我們團隊小組發現後並命名的「海綿體靜脈」及「動脈旁靜脈」兩組系統。深背靜脈系統位於陰莖背側正中間，海綿體靜脈系統則位於深背靜脈左、右兩側較深（貼近白膜）處，左右兩側各有1條海綿體靜脈。

事實上，海綿體靜脈很長，分布到整個陰莖海綿體的長度，並非傳統所述僅是短短的靜脈。動脈旁靜脈系統在深背靜脈兩側各有1條背動脈，每條背動脈則又各被2條靜脈所包夾（1條是內側動脈旁靜脈，另1條是外側動脈旁靜脈），亦即陰莖中段靜脈有7條，陰莖門部靜脈有4條，看來「賞鳥路線非四即七，殊非古今共識唯一」。

以上這些靜脈功能，為匯聚龜頭、陰莖海綿體及部分尿道海綿體的血液回到體內循環系統，但歷來歐美在施行陰莖靜脈截除手術時，只截除陰莖深背靜脈系統而已，未一網打盡其餘的靜脈系統。這些未被截除的靜脈，很快會漸漸鼓脹成陰莖靜脈滲漏的另一來源，腐蝕病人的勃起功能，也因此可以了解，為何盛行於1990年代的歐美陰莖靜脈手術，後來因術後效果不佳而被棄之如敝屣。

看到鳥兒重新快樂地飛翔

許多人認為，陰莖靜脈截除後靜脈很容易再生，又變成靜脈滲漏的根源，做了也是白做，1996年美國泌尿科醫學會的「臨床指南」，於是建議陰莖靜脈手術不宜常規採用，推翻原來公認靜脈因素是導致陽痿重要原因的理論。然而，這是因為以前的陰莖靜脈系統解剖描述不夠詳盡，手術時許多靜脈未被截除而殘留下來，反倒誤認為陰莖靜脈會再生。看看人體組織其他的靜脈手術，如痔瘡靜脈手術、精索靜脈曲張手術，及腿部靜脈曲張手術等，早已普遍施行，且嘉惠眾多病患，何以陰莖靜脈手術反而不適用呢？

我們認為，此一發現使得陽痿的治療出現新希望，或者應該說是重新詮釋陰莖靜脈手術，使其更臻完美。最後，要注意的是，陰莖靜脈截除後，血液的回流改由尿道海綿體及淺背靜脈，再匯入體內的血液循環系統；手術時要保留這些供正常回血的靜脈，才不會有勃起不退的情況，否則從術前的「一蹶不振」，變成術後的「一振不蹶」，恐怕也很糟糕！這種嶄新的解剖學知識，我們視為「陰莖靜脈截除手術」的藍本，應用到臨床，大大提升了手術的效果，也刊登於2003年11月《美國男性學醫學會雜誌》（Journal of Andrology）；而治療陽痿的「陰莖血管手術」革新論述，已應邀刊登於2018年《生殖百科全書》（Encyclopedia of Reproduction, 2nd edition）：第四冊「生殖醫學」（Reproduction Medicine）的「陽痿的血管手術」（Vascular surgery for erectile dysfunction）專章中。

「賞鳥路線終完整，可愛鳥兒並排陳」，以往歐美用來治療陽痿的陰莖靜脈手術之所以效果不佳，是因為對這個「寶貝」的構造了解得不夠詳盡，透過我們團隊研究小組對真理不屈不撓地追尋，逐步修正傳統的陰莖觀念，將可稍解鳥兒的苦悶，以後不論在青翠山林或碧藍海面，都可看到鳥兒快樂的飛翔，不再悲嘆「心事誰人知」了！

治療陽痿的「陰莖血管手術」革新論述，已應邀刊登於2018《生殖百科全書》（Encyclopedia of Reproduction, 2nd edition）：第四冊「生殖醫學」（Reproduction Medicine）的「陽痿的血管手術」（Vascular surgery for erectile dysfunction）專章第427～436頁。

第5章

獨特的陰莖靜脈流體動態實驗

本實驗所採用的人體是冰凍過的，實驗前擔心細小血管如已被撐破，將使實驗徒勞無功，經過第一個個體的完全成功，讓我們團隊振奮本模式的潛力，因為人類只有在往生後，才能徹底拒絕心理因素、荷爾蒙不全、動脈功能欠佳等病因的干擾，這個實驗模式將足以解開許多勃起功能障礙生理學上的迷思。

陰莖海綿體回血靜脈只有「單一深背靜脈」是傳統共識，革新版推翻了傳統的說法，即介於巴氏膜及白膜間與勃起相關的靜脈其實共有7條，其分布的位置：1條深背靜脈、1對（2條）海綿體靜脈、兩側各1條背動脈，各被1對動脈旁靜脈（4條）所包圍。陰莖懸垂部這7條獨立靜脈，因為同名稱的靜脈在陰莖二合為一，總計4條，這種解剖學的論述，對比傳統僅有1條深背靜脈的說法大異其趣。

1873年義大利巴羅那（Francesco Parona）率先將高張液注入年輕陽痿患者的陰莖靜脈，寄望減緩陰莖靜脈回流，以達治痿目的，此法應是陰莖靜脈硬化療法（Sclerotherapy）的先驅，此後22年無續作，也未見同僚響應，推論療效不佳。醫者轉求外科技術支援，1895年美國外科醫者鄧肯與雷蒙（Henry Raymond and James Duncan）開啟「靜脈手術」大門，1902年伍頓完整刊載在同一陽痿先生施術三次，屢術屢進。迄2020年，「靜脈手術」已在歐美流行數回，手術的方式從單條深背靜脈結紮，1980～1990年間擴展到深背靜脈和陰莖腳靜脈的切除，此即當時不少歐美醫者自豪的「全方位」陰莖靜脈手術，可惜本術因為效果悽慘而迅速退流行，1996年美國泌尿科學會的「臨床指南」也宣告陰莖靜脈手術不宜再進行，從此這個手術被醫界打入冷宮，並將靜脈病因由致痿名單除名，以反證法追真相是樂事。

設計獨特的實驗

歐美醫界共識陽痿的患者，適合血管手術（動脈及靜脈）的機率少於1%，若動靜脈功能不全各半，推測合適接受靜脈手術者不到0.5%，因為勃起功能障礙乃肇因於海綿體內慢性缺氧導致膠原纖維

（Collagen）合成及聚合的過程出了問題，導致纖維化，與靜脈實無相關。對於勃起功能障礙一般皆歸因為：荷爾蒙不全、動脈功能欠佳、神經病變、藥物副作用、慢性全身性疾病、心理因素及海綿體內因素等。一望便知，以往被重視的「靜脈病因」已被除名，因之不論靜脈截除如何完全，及靜脈手術多麼小心翼翼，都被認定無法真正治癒病人的勃起功能障礙。

果真如此，達到陰莖堅挺的勃起，其靜脈所扮演的角色應極微小？2003年時，臨床有位年輕病人提問，有無方法可區分心理與靜脈病因？為解答本疑點，我模仿幾何學反證法，為了謝絕心理等病因的干擾，我們設計獨一的實驗，在剛過世的人身上進行陰莖靜脈截除術，進行流體動態實驗，實驗的解剖體都被證實已過世3～6小時，亦即解剖體海綿體內平滑肌已無生命，無法放鬆纖維，組織失去彈性。如上述理論正確，陰莖理當無法在過世的人身上達到堅硬的勃起，但實驗結果若能達到堅硬的勃起，陰莖靜脈是否扮演勃起的樞紐角色？如答案是肯定的，則與公認所謂陰莖靜脈對勃起無足輕重的說法大相逕庭。

2003年我們進行臨床實驗，針對6位生前至少6個月無性生活且剛過世且外陰無損傷之男性解剖體，進行陰莖靜脈手術前後的流體動態實驗，其生命表徵必須完全休止至少3小時，為免腐化過度，故必須6小時內進行本實驗。陰莖冠狀溝後環切，繼以脫手套的方式將包皮往陰莖根部推，2支19號頭皮針分別固定在陰莖海綿體的3點鐘及9點鐘位置，1支接到灌流幫浦（Cavomat，德製灌流與壓力傳感器），以灌注生理食鹽水，輸入陰莖海綿體之用，另1支用於監測海綿體內壓。

每500毫升生理食鹽水瓶各加入5毫升的紅色染劑，使截除靜脈過程中易於辨識靜脈，實驗開始灌流速設定在每分鐘150毫升，因解剖體

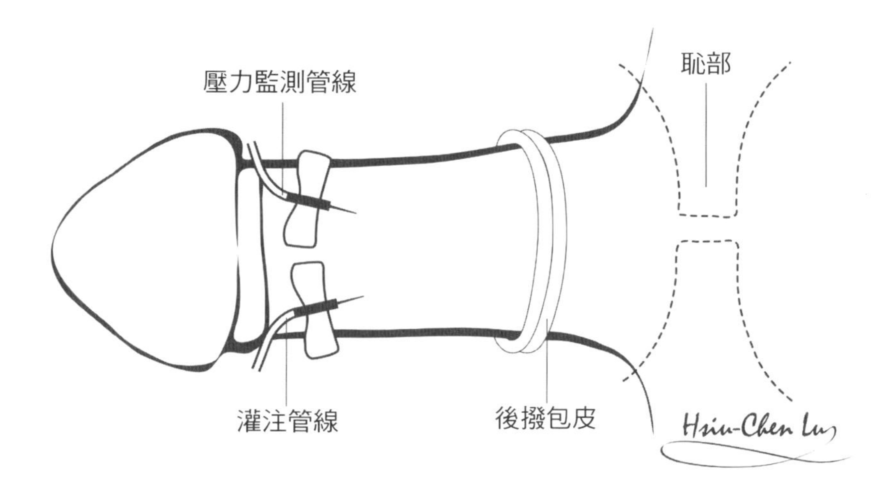

2支19號頭皮針分別插在陰莖海綿體3及9點鐘方位上，並以4-0絲線固定。

不必顧忌心臟的負荷問題，無論引導勃起的生理食鹽水有多大量，必達堅挺勃起而後已，可明確測出維持堅硬的灌流速率及海綿體內壓下降的速率。

符合巴斯卡原理之應用

靜脈截除範圍從冠狀溝後靜脈叢迄恥骨下角，再以縱向切口來完成深背靜脈、海綿體靜脈和陰莖腳靜脈的截除，貼近白膜處以5-0尼龍線結紮，環形靜脈則在陰莖海綿體及尿道海綿體交接處結紮。手術過程中，藉助 $2\frac{3}{4}\times\frac{5}{8}$ 吋直角鉤是不可或缺的，蟄伏皮下至少7公分深的靜脈才能被移除，此即恥骨下角之處。第二度進行上述的測量術，以記錄勃起的誘導容積，維持勃起的流速和海綿體內壓下降速度，最後用4-0羊腸線縫合表皮，統計資料應用T-測驗或成對T-測驗。

小丸子加手術將如虎添翼

經本實驗，在已無生命的解剖體，陰莖靜脈截除術前後，以每分鐘150毫升的灌流速，海綿體測量的數據對比，陰莖靜脈截除術前需1050毫升才足以使陰莖海綿體達到120毫升汞柱的海綿體內壓，此時關掉灌流幫浦，9秒鐘海綿體內壓即回歸0點；陰莖靜脈截除術後，89毫升就可達到相同勃起，關掉灌流幫浦，59秒鐘海綿體內壓才回歸0點。不少人以為太誇張了，死人也會勃起，但實驗結果確實如此，看來女生可以繼續罵男伴「死人」！

如把「雞雞」的勃起看成「飛機」的飛翔，也許可以藉此找到相同的理論根據。一架飛機原本需1050匹馬力才能升空，飛行9秒鐘後即掉落原地。工程師修改引擎之後，該飛機只需要89匹馬力即能升空，且可持續飛行59秒鐘，於是舉世譴責該「工程師」是怪胎，同胞責難其不合群，這現象有道理嗎？然而我們新研發的手術儘管能治本，但因威而鋼夠方便，我們也主張用藥無效或挺擋不住藥物副作用的陽痿患者再來接受手術。如果威而鋼為陰莖海綿體發動引擎，陰莖靜脈截除術為其導航，將大幅提升續航力，兩者相加，豈非如虎添翼？

舉世獨特的陰莖實驗

西方學者仍然有人質疑為何生命表徵停止後3～6小時，即足以肯定海綿體細胞確實凋亡？因為實驗時生理食鹽水每分鐘150毫升的灌流速，遠超過陰莖動脈正常灌流的生理速率（60～80毫升/分鐘），受測者勃起與每分鐘的灌流速有絕對關係。為了慎重起見，2008年改用不同的實驗對象，去世3～6小時、冰凍3個月、解凍3日的人體，且拒用生理食鹽水，因生理食鹽水的黏滯性（Viscosity）為「0」，而人工血漿的黏滯性與血液相同，故以10%人工血漿取代生理食鹽水，35毫升/分鐘的灌流速，即足以誘導大部分受測者勃起，經過靜脈截除術後更讓所有受測者輕易硬挺，勃起持續力更久。

這個舉世獨特的實驗，直接證明男性陰莖勃起是機械事件，亦即陰莖靜脈是扮演勃起功能的超級主角。2010年2月在雅典舉辦的世界第三屆泌尿學爭議研討會，我的相關論文〈陰莖靜脈是勃起的決定者：人類解凍屍體的血流動力學證據〉（Penile veins are the determining contributor for erection：The hemodynamic evidence from the study in defrosted human cadavers）榮幸獲得輝瑞「癌瘤學獎」（Oncology）贊助的第二名，以研究「性功能」而闖入「癌瘤學」才得獎的事實，使接受過我手術，來自澳洲、美國、挪威、比利時、希臘，世界各地的白人病患們共同表示，爭論一世紀的陰莖靜脈議題該休矣！

這個舉世獨特的實驗，直接證明男性陰莖勃起是機械事件，亦即陰莖靜脈是扮演勃起功能的超級主角，不論何方神聖，想要有正常的勃起功能，先決條件必須有1對不滲漏、符合巴斯卡原理應用的陰莖海綿體。如陰莖海綿體是先鋒部隊，大腦是司令部，唯有先鋒部隊健全，司令部下達指令時先鋒部隊才能不辱使命，且先鋒部隊有時也能「將在外，君命有所不受」，自動自發得一勝。

流體動態實驗要點

在實驗期間，就算使用黏滯性為0的生理食鹽水擔任陰莖海綿體的灌注液，陰莖靜脈截除後誘導勃起的流速大量下降，甚至降到21毫升/分鐘的流速，此流速遠低於杜普勒（Doppler）超音波動脈測定流量，臨床上診斷為動脈功能不足的標準值。儘管解剖體的海綿體平滑肌因無生命而不能放鬆，但其海綿體內壓輕易達到預先設定的120毫米汞柱。

泌尿科界公認，如無法堅硬勃起，係因海綿體纖維化所致，亦即勃起功能障礙肇因於海綿體內平滑肌無法放鬆，這是纖維組織失去彈性所闖的禍？然而**經由本研究，顯示這個最適用物理學巴斯卡原理的陰莖海綿體，其能達成堅挺的勃起效果與否主要是引流的靜脈，更甚於海綿體內平滑肌的作用。**

液體結冰的體積膨脹，將會撐破微血管、細小靜脈等小血管，而第二次階段的實驗所採用的人體是冰凍過的，實驗前擔心細小血管如已被撐破，將使實驗徒勞無功，經過第一個個體的完全成功，讓我們團隊振奮本模式的潛力，因為人類只有在往生後，才能徹底拒絕心理因素、荷爾蒙不全、動脈功能欠佳等病因的干擾，這個實驗模式將足以解開許多勃起功能障礙生理學上的迷思。

然而截除陰莖相關靜脈的技術需要非常高超的能力，需要牢固結紮的靜脈斷端上百條，如技巧不足以理想操作，臨床上受術的病人不斷地出血，往往術者會慌忙以電燒止血，手術匆匆以包紮收場。而實驗往生者的陰莖海綿體有時也會因血管斷端的滲漏，導致巴斯卡原理的不能適用，直接促成實驗失敗。

過世6小時以內的解剖體才適用

頭皮針置入海綿體時，因為解剖體已無生命，切記只容許穿刺一次，否則被刺穿的白膜將立刻讓密閉的陰莖海綿體喪失能夠應用巴斯卡原理的要件，故推薦頭皮針一次刺穿白膜，並用絲線固定好，未經固定的頭皮針不僅易輕易滑落，且有傷人之虞，所以我們用亞甲基藍（Methylene blue，一種雜環芳香族化合物的分子式）對穿刺處作記號，以確實監視。

過程中動脈有可能被誤扎，由於本實驗並非臨床上真正陰莖靜脈手術，故不必計較這種失誤以節省時間；同樣的，若不慎移除淺背靜脈，因不必像臨床上照料病人般，亦不必介意。此外務必避免誤傷白膜，否則會破壞陰莖海綿體的密閉條件。

為了節省時間，過程中容許把陰莖體牢牢固定於恥骨之肌肉或膠原纖維分離，然而不當的暴力卻不容許，因為這將會破壞陰莖海綿體的整體封閉性。特別是臨床施行陰莖靜脈截除術時，必須小心保全神經組織、動脈血管、淋巴管及結締組織，手術後才能期待好的成績，但自本實驗中這些謹慎處可稍稍省略。

經福馬林浸潤過的個體亦不適用本實驗，因為這種化學藥劑會讓蛋白質喪失自然狀態，且破壞海綿體組織的延展性。我們曾在過世13小時的解剖體上進行實驗，因為過度腐化，故進行第四度海綿體測量術時，陰莖海綿體與白膜完全分開，最後無法呈現完整的數據，因此我們建議必須是過世3～6小時的解剖體才適用。

人死後唯獨命根子一柱擎天

本實驗的靈感來自二次大戰的逸事，挖空心思的「殺人」武器刺激工業技術起飛，各顯神通的「救人」醫學帶來外科醫術的進步，血洗戰場的斑斑事蹟，受傷嚴重的士兵被送達急救站時，最有效的措施就是立刻輸血，失血休克的傷兵，嚴重時連周邊靜脈均因過度塌陷而不能扎針，**某個聰明的美國軍醫想到迅速消毒、直接將輸血針插入傷兵的陰莖海綿體，此奇想不但百發百中且瞬間即能輸血**，忙碌的醫護人員只需檢視輸血點滴有否順暢。奇事發生在一個傷兵身上，該傷兵當時的輸血速度是每分鐘25毫升，有人檢查其生命現象時發現手腳冰冷，推測死亡良久，各個器官應已凋亡一陣子了，但唯獨命根子一柱擎天，「死鴨嘴還硬，殤兵陰不屈」？此故事讀後一直深藏我心。

1996年我有位罹患勃起功能障礙8年的年輕美國病人，在北美遍尋名醫達7年之久，但全被斷定為心理因素（不夠勇敢），他尋聲來台向我求診，經靜脈截除術後果真如願再造雄風，心生疑惑的他質疑有何方法能區分病因為心理或靜脈，而想到這種屬於反證法的實驗。移除勃起相關的陰莖靜脈，連無生命的解剖體均能達成堅硬的勃起，遑論活生生的七尺之軀。

似乎臨床上所宣稱的陰莖靜脈手術不宜再進行的說辭，值得醫界再進行科學性探討。起於1986年的陰莖靜脈截除術，嚴密的追蹤之下，吾人發現如果能正確而小心的操作，確知不僅手術效果不惡，且時效持久，應值得推廣才是。惟因本術難度超高、不容許應用電刀，需結紮靜脈端高達76～125處之多，術者必須能在小白鼠身上獲得顯微技巧，且對陰莖靜脈解剖學瞭如指掌，才能進行本手術。我個人衷心期盼，希望這種適用於大部分勃起功能障礙患者，台灣的獨特手術能弘揚到世界各地，造福所有有需要的男性。

第6章

電燒對於陰莖海綿體的不良影響

術者若使用電燒，電流將「長趨直入」流向海綿體內，摧殘嬌滴滴的海綿竇。簡直像把一串葡萄燒成一串葡萄乾，海綿體因纖維化而變成不折不扣的結疤體，可憐的海綿竇張力不再，宛如肝硬化的組織群，往後勃起功能如何能改善？

如前述人類陰莖是由表皮層、克氏層、巴氏膜及白膜包圍海綿體所組成，取英文字首合為ABCD四層，各層組織能夠相互滑動。如果男人無愧「能屈能伸大丈夫」的美名，則必須人人配備一組勃起功能健康的陰莖，否則浪得虛名。陰莖屈伸之間體積相差數倍，因為屈伸時的動脈充血速度從每分鐘2～3毫升提升為60～80毫升，難怪解剖設計必須勞動造物者才辦得到，其精巧是人體之最，支配的神經密密麻麻，其敏感度不愧是感性排行榜冠軍，如被誤擊，保證痛得要命，難怪俗稱「命根子」。

職業棒球比賽正酣，打擊手蓄勢驚天一轟，觀眾聲嘶力竭，有人喊全壘打，但狀況瞬息萬變，但見飛球打鳥，這下子輪到打擊手痛苦滾地哀號，這位強棒不是在表演，因為被擊中的是全身最敏感的要害。負責軟硬兼施「變魔術」的海綿體，其竇壁神經之密度亦不惶多讓，如神經退化，平滑肌萎縮，導致「魔術師」變不出魔術而退休，否則魔術師將神勇無比，一夫當關，終生無憂。臨床上陰莖有多種理由必須手術，其中以再造雄風的重建性手術（Reconstructive Surgery）最為精密，其難度遠超過如癌症之破壞性手術。

除陰莖外適用全身各器官的外科絕活——電燒

1986年，台大頭等病房有位腎臟癌的女性患者，其子是在美國馬里蘭州執業的泌尿外科醫師，這位孝順的學長親自披掛上陣為其母動刀，如果只為止血，一般電燒用上40瓦特即可止血。美國醫界執世界醫學牛耳，在美國原來還有既能止血又能切割組織的新絕招，這位學長聰明地把電刀的電流調為60瓦特，但見體腔側壁的肌肉群立刻紛紛讓路，血管們毫無機會以出血來抗爭，不出片刻，「電燒烤肉味之香，割除腎臟癌之快」，讓我們這些觀摩的後輩大開眼界，這一幕叫人景仰不已，這「放諸四海皆準」的標準外科絕活，真讓人折服到開了眼界。

一般認定適用於身體各部位，尤其適用於去之而後快的癌症根除術，外科醫學的「教戰準則」是，外科醫師開刀進行中，應對血管保持距離以策安全，如不幸弄傷血管，迅速以電刀侍候。眾所周知，外科醫師的養成極其不易，但訓練過程中即以如何使用電燒為入門，所以外科醫師無人能拒絕電刀的誘惑，無電刀就無法手術？等同於軍人無槍即無法作戰？可知特種部隊蛙人，克敵制勝不必靠槍。

不孕源於電燒惹的禍

電燒是現代外科醫學的利器，但筆者在1985年已明確知道，電燒不可「依樣畫葫蘆」地用到陰莖手術，自認60瓦特施用到陰莖，將立刻贏過便利商店的烤香腸！且恐怕會烤焦了！1986～1987年對陰莖靜脈閉鎖不全的陽痿病人施以陰莖靜脈截除術數十例，完全拒絕電燒，就算當年以公認的陰莖靜脈解剖學視為截除術的藍本，因而導致靜脈截除不完全的病患，迄今泰半受術者依然能自然行房。

相反地，1996年美國泌尿科醫學會（AUA）回顧文獻所宣告，必須花費2萬美金的陰莖靜脈結紮術，全身麻醉的「效果短暫好，兩年內必倒」，推斷血管將再生，所以唾棄陰莖靜脈手術。筆者苦思即使術後血管再生，結果也不可能使勃起功能「適得其反」？剛巧有位在他處術後效果不如術前的患者，接二連三尋求救助，經筆者再手術，有些人只獲得改善，其中一對被長輩期待抱金孫的37歲夫婦，不耐折騰而決定接受人工陰莖植入術；本手術必須切開陰莖海綿體，取得患者同意，取出若干海綿竇進行組織學化驗，與未經電燒的個體比較，驚異地發現海綿體淪為結疤體，推測應是電燒惹的禍。

陰莖海綿體是由許多相通的海綿竇組成，被含有內環層與外縱層的白膜包圍住，由動靜脈穿透白膜與體循環相聯繫。海綿竇是勃起功能的基本單位，海綿體由許多海綿竇組成，是人體中最適合應用巴斯卡原理的器官，而不論陰莖動、靜脈重建手術或彎曲矯正手術，海綿竇易被電燒波及，所以手術中禁用電刀，如前所述之37歲病患，誘導我們更進一步探討電燒對海綿體的影響，而進行本臨床研究。

電燒對海綿體影響之臨床研究

1998年6月～2002年5月的4年期間，如果病人具有諸如糖尿病、慢性肝病、腎臟病、荷爾蒙分泌不足等，未治療好之慢性病則排除在外，年齡介於24～57歲（平均35歲），陰莖靜脈閉鎖不全的陽痿患者23位接受陰莖靜脈手術，其中7例接受一般術者慣用電燒，而接受電燒處理靜脈者分類為電燒組，其餘16例接受陰莖靜脈截除術僅以6-0尼龍結紮靜脈端，禁用電刀，歸屬結紮組。手術時肌肉注射生達黴素（Gentamycin）80毫克及靜脈注射速發美淨抗生素（Cefamezine）1千毫克，為預防感染之抗生素。

應用電燒時，將單極電燒線愛勒瑪三號（Elmed, Addison, Ill）連接到波瓦400（Bovie 400-SR）電燒機型，電刀之輸出功率調整在25～60瓦特，術中以能止住靜脈血管出血來調整電刀能量，此即一般手術時使用的習慣；使用結紮者，術者必先具備顯微操作小白鼠血管的能耐，且熟識陰莖解剖構造，及熟練操作不用電刀的止血技巧，術中以6-0尼龍線牢固結紮靜脈端（Stumps），計數需結紮處的數目、手術時間及病人疼痛計分表（VAS）。電燒組中，術後一年內有2位病人接受人工陰莖植入術，結紮組中有1位患者1年內接受陰莖彎曲矯正術，術中分別取其海綿體接受組織病理分析，以國際勃起功能指標（IIEF-5）及海綿體造影術來追蹤病人，統計上用T-測驗（T-Ttest）或費雪氏測驗（Fisher's Exact Test）來分析其資料。

電燒組與結紮組之海綿體競賽

總結病人之資料，追蹤期1～4.5年（平均2年），兩組病人無年齡差異，勃起功能指標顯示電燒組由手術前的10.3±3.3（總分25）變成術後的8.7±2.9；結紮組由術前的10.1±3.5變成術後的21.7±2.9，兩者在統計學上有明顯差異（P<0.0001）。海綿體造影圖顯示結紮組中，患者之海綿體通暢性遠優於電燒組。雖然結紮組耗費的手術時間遠較

23位接受陰莖靜脈手術的陽痿患者一覽表

組別	病人數	年齡（年）	國際勃起功能計分		手術時間（分）	術後感染（病人數）
			手術前	手術後		
電燒組a	7	24～53（34.3±6.9）	10.3±3.3	8.7±2.9	195.3±31.5	2
結紮組a	16	29～57（36.8±6.3）	10.1±3.5	21.7±2.9	273.5±23.3	0
合計	23					2
P值b	無差異	無差異	<0.0001	<0.0001	0.001	

電燒組為久（$p<0.0001$），但反而缺少術後感染的風險，統計上有明顯差異（$p<0.0001$），疼痛計分表（VAS）顯示界於11～41mm，平均18.5±11.3mm，兩組間無差異。

這招比福音還福音

在外科的訓練背景中，教導外科醫師術中遭逢出血時運用電刀止血是理直氣壯的行為，然而經由本研究的分析，任何術者如有意施行勃起功能重建的靜脈手術，此原則似乎必須改變，因為陰莖是最善於出血的器官，術者如直接應用電刀來應付「命根子」出血，將會有「要命」的反效果。雖然用細小尼龍線結紮不僅技巧精密、技術較難，但似乎是上策，我們主張應用6-0尼龍線，乍看以為此線過度微小，臨床應用之後證明其強度非常可觀，且生物相容性（Biocompatibility）完善，不會留下硬塊。

1986～2005年間，累積有3千例接受陰莖靜脈截除術者，其中僅數十例為白人，他們都是第一次接受多靜脈手術者，各個自稱受益良多，最令人難以忘懷的是一位浸信會牧師，他曾耗時7年在美國遍尋治療陽痿之道，均不得要領，1995年經我們的陰莖靜脈手術而重振雄風，他以美式幽默戲稱，這招比福音還福音！深感這種適用於大部份陽痿患者的絕技如在地球上消失，人類就虧大了！豈是傳教者所能坐視？

如外太空怪物為地球人手術

2002年10月有位加拿大泌尿科專家傑拉．布洛克（Gerald Brock）

博士巡迴韓台星演講時目睹本術，術中筆者為防手術燈的強光戴上太陽眼鏡，為不時之需的局部放大頭戴放大罩鏡，他戲稱目睹外太空怪物正為地球人手術。

2005年10月應瑞典駐台代表之邀，原擬赴北歐演講與手術，後因故延期，改由與另一位泌尿科專家艾瑞克．皮勒布拉（Erik Pileblad）來台北共同參與手術，此次分別為31歲、53歲、91歲陽痿患者進行陰莖靜脈截除術，艾瑞克醫生對此術目瞪口呆，嘆為觀止，他們共同認定此術非正規外科醫學能達成。拜網路無遠弗界之賜，2008年後陸續有來自比利時、澳洲、希臘已被施術的患者，其陰莖海綿體被電燒影響程度與我的研究說法無差異，讓我更清楚舉世共識唾棄靜脈手術的原委，祈禱本盲點能被年終大掃除。2018年10月8～13日法國巴黎亨利大學血管教授E. Allaire來台觀摩，讚佩不已，回法後可惜有心無力拷貝。或許老狗變不了新花樣，期望年輕輩能有所成！

實驗組與對照組的勃起功能有天壤之別

實驗時，我們原設計每6個月進行一次陰莖組織切片，結紮組的病人雄風再造，婉拒接受這侵入性的追蹤法，其中有位患者是嚴重陰莖左側彎曲一族，術前沒有接受陰莖靜脈截除術與陰莖彎曲矯正術，經畢其功於一役的提議，此君自稱術後勃起功能了得，使得陰莖彎曲更礙眼，稱讚局部麻醉門診治療，一年後自動前來要求進行陰莖彎曲矯正術，術中取其海綿體，才有海綿體組織可做病理分析，感謝其無意中的醫學貢獻，否則本組資料將付之闕如。

電燒組的病人雖術後自然勃起功能更不如意，但竟然大多數患者同樣拒絕，其中只有兩人因接受人工陰莖植入術，徵得同意才有海綿體組織可供比較，所以缺憾的是23位病人中僅拿到3例的組織切片，兩組都有倒是值得慶幸。另外我們有國際勃起功能評量表及海綿體造影圖，兩者均顯示電燒組的勃起功能每況愈下，結紮組卻日漸有功，兩組間的勃起功能簡直有天壤之別。

電燒對海綿體勃起功能的殺傷力可見一般，其對於海綿組織的變化，在活生生人體的實驗簡直不可能，於是2010年我們援引之前「解凍的無生命人體」的陰莖進行電燒實驗，對於深背靜脈或海綿體靜脈的釋出靜脈燒除掉，發現海綿體內壓低於70毫米汞柱時電燒直達海綿竇壁，內壓升高達130毫米汞柱時，電燒才被白膜的外縱層阻擋，海綿體內壓能達130毫米汞柱的人何必陽痿，亦即電燒對於海綿體勃起功能的殺傷力直接得到了印證。相對地，如今公認海綿體纖維化是勃起功能障礙的主要病因，次發於長期缺氧，使得生長轉化因子（TGF-β）不靈光的論斷，恐怕只是以偏蓋全而已。膠原纖維的合成程序出錯，而臨床上高血脂肪、高血糖、海綿體缺氧等均為常見病因，其中以高血糖為萬惡之首，筆者長期觀察，高尿酸之影響不亞於高血糖，經由我們的研究電燒導致的纖維化，似乎比臨床上任何病因來得更凶猛，如術者不理會我們禁用電燒的建議，或是非電燒不能施術，經過如此手術的浩劫，足以讓海綿體老化百歲。

若干學者追蹤評量病人的勃起功能，海綿體測量術（Cavernosometry）優於海綿體造影術（Cavernosography），但由我們的資料顯示，前者因為無從檢視海綿體內部，未必是可靠的指標。**最近微細解剖組織顯示，釋出靜脈穿越白膜時為蜿蜒而行，其與海綿竇的關係相似於葡萄梗之於一串葡萄**，本靜脈離開白膜時匯入深背靜脈，術者若在此

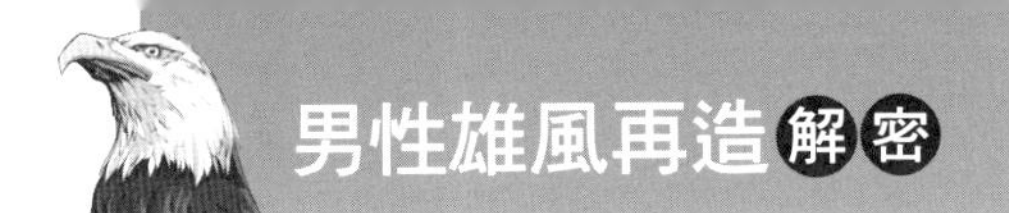

處電燒，電流將「長趨直入」流向海綿體內，摧殘嬌滴滴的海綿竇，簡直像把一串葡萄燒成一串葡萄乾，海綿體因纖維化而變成不折不扣的結疤體，可憐的海綿竇張力不再，宛如肝硬化的組織群，真的「不該硬的硬起來，該硬的硬不起來」，已然萬劫不復，試問此後勃起功能如何改善？

因為迄今舉世依然沒有智慧型電刀，聰明到能區分動靜脈、神經、淋巴腺管、膠原纖維等組織，所以電燒不分敵我，對於組織的燒灼所向披靡，燒灼範圍遠超過人們的預期；或說電燒的應用技巧異常重要，但不論應用電刀的技巧如何高超，術者仍無法預測及限定電燒波及的範圍。電燒致使組織壞死、併生結疤，是我們必須共同懷疑的，陰莖這個精密的勃起組織絕對經不起電刀的摧殘，否則不僅海綿竇是標準受災戶，陰莖ABCD四層也將收縮在一起而四合一，原來四層相互滑動而展現能屈能伸的景象不再，術後陰莖變型是可以想像的；同樣地，無辜的神經被波及，導致麻木不仁，且是不能康復的永久麻木，這個靠神經敏感才有能力耍魔術的器官，從此武功便被廢了。

電燒必然導致無法收拾的殘局

工藝科學的進步，諸如心臟節律器的改進，不少新設計的型號據說不受電刀的干擾，但任何廠商均難保證上述優秀性能，有些研究顯示，電燒產生的煙塵可將含有傳染力的病毒、組織氣化的粒子及血液破壞後的產物，飄揚並傳染給無辜的工作人員，外科醫師的鼻腔長出菜花，怎堪消受？這些報告令人觸目驚心，值得我們深深警惕。

在1900年代，電刀廣泛被應用於臨床手術，現在有單極及雙極兩種，一般相信雙極電刀對於組織傷害較小且淺，然而陰莖這個善於出血的器官，如應用雙極電刀，往往因止血效能不佳而讓術者有挫折感。本報告中只用單極電刀而無法評定雙極電刀的作用，我們使用過雙極機種，但其功率不足以對海綿體止血，況且性交時的海綿體高內壓，足以重新撐開暫時被電燒封閉的血管腔。基於上述理由，我們似乎可得到一個結論，對陰莖施術不可用電刀，因為其微細的淋巴管、神經、動脈等組織不僅精密，且非常緊鄰，電燒必然導致無法收拾的殘局。

分子生物學的進展，顯示海綿體的細胞是可以培養的，所以海綿體細胞的再生是有希望的，但自然狀態的再生恐非易事。臨床上我們已花4年時間來追蹤這些電燒組病患，海綿體造影圖顯示其傷害是不可逆的，且海綿體纖維化每況愈下，因此勃起功能退化之迅速超乎想像，有意施術者祈求當心，最近蔡呈芳醫師繼續追蹤研究，報告電燒對陰莖的傷害，值得術者明確了解，千萬不要只圖手術的速度快感，而忽視受術者將來的快感。

總之，電刀用於手術能讓手術時程變短、困難度被簡化，是外科醫師的萬人迷，對人體各器官公認理應接受，然其對人類陰莖海綿體的影響，不僅深深傷害其勃起功能，且嚴重涉嫌術後感染。純結紮似乎是重建勃起功能的不二法門，其難度雖大，有意者必先以白鼠勤練顯微技巧，使臻於人體施術的條件，否則屆時只能倉皇派用電刀，重演本報告之覆轍。如陰莖海綿體內壓升逾125毫米汞柱，白膜外縱層立即擋住由釋出靜脈傳來的電燒，如上述，白膜外縱層是筆者戳力發現的關鍵構造，此文2015年已在泌尿學（Urology）發表。

第7章

針灸輔助的局部麻醉術

純局部麻醉應用於敏感的陰莖手術，術前不少人擔憂，但藥劑發揮作用後常呼呼沉睡，甚至鼾聲大作。當我們啟用針灸輔助局部麻醉之後，更有些人宣稱手術的部位沒感覺，唯有被扎針的手臂酸疼難當。

陰莖在人體外型上就像機器的「把柄」，經常被定位為茶餘飯後的「話柄」，男人最不能忍受因陽痿淪為「笑柄」，難怪陰莖俗稱「那話兒」或膩稱「雞雞」，因為傳宗接代所需，也稱「命根子」，查成語辭典意指有生命或精力來源的東西，比喻最受人重視的晚輩，或最重要或最受重視的事物。不論東西方文化差距，各國社會其實無不視它為敏感的話題。

我爸爸是專修弄壞的雞雞

我1991年在舊金山實驗室研究時，研究員有來自各國的不同人種，某日一位白人研究員口沫橫飛地描述他4歲的兒子第一天上幼稚園的遭遇，聽了不禁令人莞爾。小朋友入學的第一天，老師要他們各自介紹父母的行業，多數人的描述很平常，說爸爸是老師、工程師、作家等，輪到他兒子介紹時，他喪失平常流暢的表達能力，支吾其詞、靦腆地說：「我爸爸是專修弄壞的雞雞。」老師的立即反應是「年紀小小、黃腔開這麼大」，罰站1小時後，這位深受委屈的小男生繃著臉，放學見到媽媽來接他時委屈地哭了起來，經過這位媽媽向老師解釋，老師鄭重向小朋友道歉，他才重拾歡顏。

命根子常被稱為「那1支」或「那1根」，其實內部結構可清清楚楚分解成3支：1支為尿道海綿體及終端膨大的龜頭，中間由不完全中膈分開的陰莖海綿體2支。外部則由富彈性的包皮包住，包皮富含皮脂腺，可分泌皮脂，如果太長，不但悶住整個龜頭，且容易肇致龜頭包皮炎，看來「臭男生」的稱號，包皮要負起很大部分的責任了。

但此特殊部位的神經豐富而敏感，不僅被刺激時無法「處變不驚」，且對痛特別敏感。除了生命小於一星期的嬰兒，即使耐痛如勇冠三軍的關公爺，也不可能不麻醉而能忍受手術，《三國演義》中說到關公被流箭所傷，飲酒後神情自若地接受華陀的外科手術，試想，如果那一箭射到的不是手臂而是命根子，那麼《三國演義》恐怕要改寫囉！

白膜組織的構成與功能

白膜的組成基本單位是膠原纖維束（Collagen Bundle），依纖維束排列的走向，白膜可分為外縱層及內環層，前者由3～9個較大的膠原纖維束構成，除了與尿道海綿體接壤處之外，就像重兵包圍般團團圍住陰莖海綿體，並在陰莖背面及腹側兩邊特別加厚，若由陰莖腹側觸摸，其與尿道海綿體的關係好似河川的兩岸，陰莖遠端的白膜是近端骨骼肌的延伸部分，把陰莖牢牢釘在骨盆的恥骨下枝上，並向前往龜頭部位集中，構成上述的遠端韌帶部分。

內環層則由2～6個較袖珍的膠原纖維束構成，在2點鐘及10點鐘方向分別往6點鐘位置形成海綿體內樑，擴散分布而穿入海綿竇壁中，以強化不完全的中膈，與彈性纖維、平滑肌交織成富有包容性的海綿竇。這種三度空間的奇妙結構，造就具有如魔術能力般的神奇器官。

尿道海綿體的白膜是由纖細的膠原纖維束環列而成，宛如彈指可破的薄紗，不但沒有外縱層，也缺乏海綿內樑的設計，所以勃起時不會有足以阻礙射精的硬度，觸摸起來也沒有陰莖海綿體白膜那種厚實的感覺。有意對陰莖施行局部麻醉者，必須先有這些認識，才能掌握注射的精確位置。

何以陰莖稱得上是「感性」排行榜冠軍，因為它配備非常豐富的感覺神經。人體中的神經往往伴隨著血管分布，這個敏感的器官也不例外。恥部神經（Pudendal Nerve）由骨盆腔與恥部血管一起離開恥孔（Pudendal Canal），分出能支配陰囊及部分尿道海綿體的分枝，在陰莖門部（Hilum）有支配海綿體的海綿體神經（Cavernous Nerve），主幹繼續分布在陰莖的背側，貼著白膜外縱層而達龜頭部，是為陰莖背神經（Dorsal Nerve）。恥部及陰莖腳部的外側則由髂下腹神經（Iliohypogastric Nerve）的分支所支配。

手術精細過程百聞不如一見

陰莖背神經近枝阻斷（Proximal Dorsal Nerve Block）、周陰莖基部組織阻斷（Peripenile Infiltration），及陰莖海綿體與尿道海綿體交界處精準的注射，即可提供大部分陰莖手術所需的局部麻醉。

陰莖背神經近枝阻斷術：以10毫升的注射針筒，在陰莖恥部皺摺近側正中0.5～1公分處進針，針尖以90°往深處、繫韌帶中間插針，沿恥骨聯合斜角以其骨膜外緣為參考目標，以左手將陰莖幹往腳側推開，並用右手觸摸針尖位置，即能探知針在何處。在預先用腎上腺素浸潤過的無菌鋼杯中調配0.8%、50毫升的鹽酸利度卡因（Lidocaine）溶液，經由該針筒注射三個方向：正中陰莖門部，雙側各側行10°，注射局部麻醉劑之前必須倒抽注射筒，以確定未誤刺入血管道。

周陰莖基部組織阻斷術：用手指觸感引導操作，在基部局部注射陰莖的周組織，其後仔細注射尿道海綿體與陰莖海綿體交界的兩側組織，此即尿道海綿體白膜的腹厚區。由於尿道海綿體的白膜薄弱，應避免刺穿。

但如果進行人工陰莖植入術，則需難度更高的局部麻醉注射，否則術中擴張海綿體時必會產生劇痛。1993年我們因人類陰莖顯微結構的精密了解，成功發展出陰莖腳阻斷術（Crural Block）與海綿體神經阻斷術（Cavernous nerve block），此即在陰莖恥部皮紋中線的兩側一指幅的交

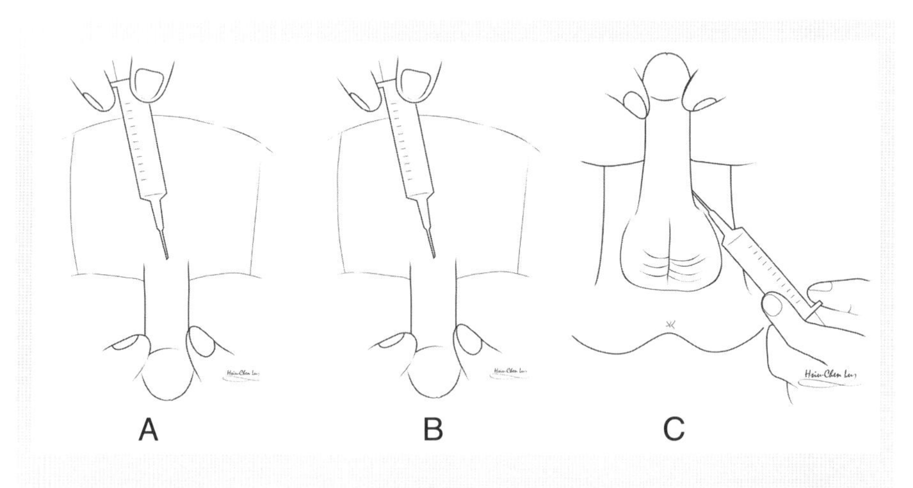

局部麻醉說明圖

A.陰莖背神經近枝阻斷術：在陰莖恥部皺摺近側正中0.5～1公分處，以針尖斜走90°往深處、繫韌帶中間插針，沿恥骨聯合斜角以其骨膜外緣進針，以左手將陰莖幹往腳側推開，並用右手觸摸針尖位置，即能探知針在何處。在預先用腎上腺素浸潤過的無菌鋼杯中調配0.8%、50毫升的鹽酸利度卡因溶液，經由10毫升的針筒注射三個方向：正中陰莖門部，及雙側各側行10°。

B.周陰莖基部組織阻斷術：用手指觸感引導，在基部局部注射周陰莖組織，其後仔細注射尿道海綿體與陰莖海綿體交界的兩側組織。由於尿道海綿體的白膜薄弱，應避免刺穿之。

C.海綿體神經阻斷術：在中線的兩側、陰莖恥部皮紋1指幅的交點分別進針，進行海綿體神經阻斷術與陰莖腳阻斷注射，又在陰莖陰囊交界處與冠狀平面45°交角，執行海綿體神經阻斷注射術。

點分別進針，進行海綿體神經阻斷術與陰莖腳阻斷注射；又在陰莖陰囊交界處與冠狀平面（coronal plane）45°交角，再次進行海綿體神經阻斷注射術，因此有兩次機會能進行海綿體神經阻斷。如今即使三件式人工陰莖植入術，也能圓滿達成本手術所需的麻醉。這些精細過程真的「百聞不如一見，百見不如一練」。

精密的局部麻醉注射兼輔以針灸術

除了精密的局部麻醉注射技巧之外，我們輔以針灸術。針灸術在中國歷史悠久，科學上的證據雖不多，因世界衛生組織（WHO）大力推薦，如今廣被各國重視，2010年已正式晉升為世界文化遺產。針灸在陰莖手術的輔助程度仍需科學研究，但我個人於1975年即開始與針灸術結緣，歷經現代西醫鼻中膈手術、針灸治療，後者惠我良多，其後即因折服針灸術臨床應用的驚人效果，促使我當初棄工商習醫學的動機，亦是冥頑愛好針灸術的理由。

為輔局部麻醉，通常我們選用的穴位有5個：合谷、手三里、曲池、外關、神門。合谷穴位於手食指、拇指併攏時的指間肌肉最高點，即橫紋頭外側5公分，針灸施術時進針的方向往手掌心；曲池穴位於屈肘90°時肘橫紋側緣，往掌側行走三指幅，即為手三里；外關穴位於手前臂的尺、橈骨之間，手腕背側橫紋往上正中行走5公分處，即內關穴的對側；神門穴位於手腕近側橫紋與豌豆骨外下側緣。

至少選用三個穴位，如果扎針手法精準，病人常能感受強烈的酸脹，許多病人宣稱受術的陰莖完全不覺疼痛，但可憐的手臂卻酸疼非常，看來代理受罪的手臂太講義氣了，也有人自稱同時治好感冒的症狀

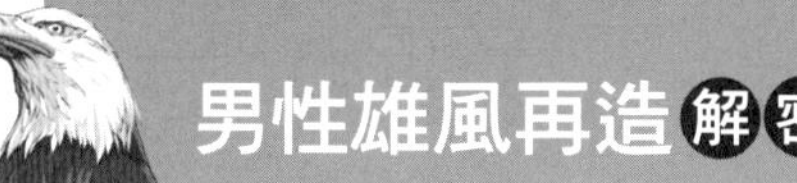

與容易過敏的體質，真令人叫絕。

右圖顯示曲池、外關及合谷三穴位，手術可長達6小時，若內關扎針，有些患者表示越久越不舒服，1995年後我們改採針刺外關穴（手前臂背面，對應於內關的位置），效果良好。

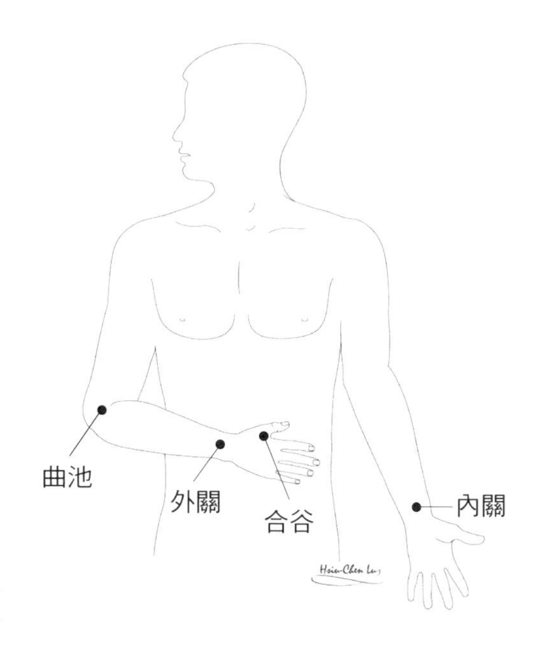

患者驚嘆術程太輕鬆

針灸術輔助手術的作用機轉迄今未明，臨床上應用在某些患者非常管用，1989年筆者以上述所推薦穴位和人中穴對病人進行過強烈刺激，曾讓陷入昏迷的患者甦醒，且該病人是被注射急救藥劑無效者。針灸術的實用性令人稱道，對人體心肺系統的助益及其作用機轉是值得研究的課題，我們有心但無力進行科學研究，希望有人能夠解開謎底。

進行陰莖手術時，很多病患緊張不已，約有10%的人是標準的緊張大師，對痛覺特別敏感，他們對於陰莖海綿體攝影術，甚至術前的剃毛動作，都有不應發生的呻吟吵雜聲，但這些人經由針灸輔助局部麻醉術，均能怡然完成數小時的術程，有趣的是這些人也是術後喜歡炫耀勇氣的那一族。1988年我們應用針灸術之前，某些病人非得注射德美羅止痛劑（Demerol）不可，走回時光隧道，現在這10%「怕痛」一族，應是必打止痛劑的那些人。

純局部麻醉應用於敏感的陰莖手術，術前不少人擔憂，但藥劑發揮作用後常呼呼沉睡，甚至鼾聲大作。當我們啟用針灸輔助局部麻醉之後，更有些人宣稱手術的部位沒感覺，唯有被扎針的手臂酸疼難當。

其實大多數人被注射局部麻醉劑時，宣稱疼痛感減少許多，就算仍有些許疼痛感，同時進行針灸穴位刺激，也會進一步和緩疼痛感，所以儘管被手術的部位是陰莖，術前有人預期疼痛難當而忐忑不安，經由操作完好的局部麻醉，往往驚嘆術程太輕鬆，因此局部麻醉絕不可怕，條件是術者必須先具備微細的解剖知識和精密的訓練，除非受術者已先一步豎白旗。

在國外以局部麻醉獻技

2008年我曾到瑞典林雪平大學（Linköping University）進行醫學院交流，或許有人閱讀過我數度刊登於國際雜誌關於局部麻醉的文章，故在此交流之際也被要求上台獻技。當時有位貌似維京海盜的病人，因為陰莖癌接受陰莖切除術，野心不小的主治醫師以局部麻醉術進行，注射最高劑量的90%，病人痛到全身冒汗、表情猙獰，很像海盜中箭的畫面。

準備全身麻醉之前，他們詢問我可否上手術台「獻技」，恭敬不如從命，我欣然將剩餘的局部麻醉藥10毫升，以慣用方法重新注射一次，該病人祥和地完成往後3小時的手術，麻醉完成之後，手術操作歸還原來的主治醫師，我則扮演指導者的角色，雖然該手術耗時較長，但如我所要求的精密，次日查房時，驚見該病人與該醫師相擁歡呼，可證本局部麻醉如果做不完全，其後果難免不好收拾，因為陰莖的神經分布太精細且敏感，非常需要全盤的解剖學知識與技術要領的掌握。

局部麻醉劑藥效過後，繼起的疼痛是手術本身的現象，與麻醉方式無關，即使選用更麻煩的半身或全身麻醉，結局仍相同；採用局部麻醉術優點良多，術後立刻口服鎮痛劑對減緩疼痛有相當程度的幫助，手術完成前追加一次局部麻醉注射效果更佳，因為一次注射可再維持4～5小時的無痛，對於自行開車的患者非常有利。儘管手術常需3～6小時，因講究技巧，組織的傷害微不足道，我們的經驗顯示，組織的傷害越小，術中與術後的疼痛越輕，迄今無人不能忍受療程，然而如果受術的項目是人工陰莖植入術，則較易導致術後會陰部腫脹感1～2周，而本問題是人工陰莖植入的必然現象，即使選用全身麻醉也難避免。

針對各種病情設想周到的術後止痛藥

若病人腎功能正常，絕大部分病人只需一種最輕微的止痛劑3日，只有少部分人需要兩種止痛藥，所以不會很痛；當然這是指日間的疼痛，手術後夜間陰莖膨脹（NPT）誘發的疼痛會持續2～3周，則非止痛劑所能壓制的。如果術後5天日間的疼痛反而加劇，則應考慮組織發炎所引起，這是嚴重的警訊，我們已經超過15年沒遇到術後發炎的病例，這種引以自豪的成績，推測因手術的對象是血液循環超棒的陰莖，全程不用電刀，所以術後能維持極佳的組織循環。

醫學文獻上有局部麻醉技術應用在陰莖手術的描述，1985年美國醫師史考特（Scott F. B.）即大力推薦使用局部麻醉的陰莖手術，且有專書出版，以人工陰莖植入術為主角，影響力廣及世界各國。該術式強調把局部麻醉劑注入陰莖海綿體內，為了防止很快被流回體循環，推薦以橡皮管紮住陰莖根部。

這個橡皮管就是抽血或注射時，醫護人員用來堵住靜脈回血，讓靜脈脹大以利進針的相同物品。可惜這個橡皮管在陰莖外露基部繞住陰莖幹，因為陰莖白膜既厚實且強韌，絕非靜脈壁那般容易被掐住，所以這樣的手法恐怕無法真正把局部麻醉劑滯留在前端陰莖海綿體內，被橡皮管紮住的陰莖基部至陰莖腳的陰莖海綿體，因為麻醉不完全，挨不起植入人工陰莖術程中海綿體的擴張，難怪病人不喊痛者絕無僅有，所以必須預先由靜脈注射止痛鎮定劑，術中更需追加劑量，所以必須有麻醉科醫師全程參與。

獨創的局部麻醉法

史考特醫師並且沒有忘記提醒，過程中患者可能有併發心臟、中樞神經的嚴重副作用，不難看出這種方法不是典型的局部麻醉法。我們所使用的方法只有阻斷支配陰莖的背神經、海綿體神經與相關皮層神經，只需局部麻醉劑，且避免注射到陰莖海綿體內，所以沒有局部麻醉劑快速回流體循環，導致心臟、腦部的副作用，這是截然不同的純局部麻醉法。

採取局部麻醉術方式，麻醉劑的代謝與效能相較於全身麻醉法完全不同，後者所使用的麻醉劑不論長效或短效型，當麻醉劑循環到腦部，讓人沉醉才能麻木，因此麻醉有理，接著麻醉劑靠肝臟來分解、肝腎臟來排泄，長期喝酒的人肝臟的微小體（Microsome）系統特別活躍，所以愛好杯中物者如接受全身麻醉法，因為麻醉劑被分解代謝較快，會有麻醉劑量需求較高、麻醉有效期較短的情形。

而因為我們使用純局部麻醉法，本法因局部麻醉劑滯留局部組織、阻斷局部神經以發揮效用，不像上述全身麻醉法，麻醉劑被循環到腦部才能發揮作用的情形大異其趣，因此與受術者愛不愛喝酒極少有關係。當然，酒鬼最後諸病纏身，連凝血因子的製造都有障礙，命在旦夕，這些人的性功能必定先一步當機，他們往往窮苦潦倒，不路倒已是萬幸，根本無力尋求雄風再造，1985年迄今筆者診治過許多酒國豪客，幸尚未真正遇見這種等級的酒鬼，若只是酒國豪客一族而不是酒鬼，應能接受局部麻醉，但仍需進一步參考患者的健康指標。

第8章

陰莖靜脈截除術榮登世界舞台

如果手術者的腦海中沒有這個嶄新的靜脈截除藍本，只有傳統教科書的靜脈解剖認知，我們可以充分了解，何以手術殘餘的靜脈，顯現在術後的海綿體攝影圖，會被解讀為「再生的」靜脈了。

靜脈截除術僅限於巴氏膜與白膜間的靜脈，而非截除所有靜脈，術者必須保留陰莖淺背靜脈及球尿道靜脈，兩者若被截除，注定術後腫痛經月的併發症。

此手術的對象為受勃起功能障礙困擾半年以上，經診斷為靜脈滲漏的患者，我們才會考慮，由於口服藥物的方便性，如果對於威而鋼這類藥品有效而無不能忍受的副作用，建議其不妨使用這些藥物，1998年之後，有些人初始服用威而鋼有效但很快失效，所以「很勇敢地」把劑量提高，1999年有患者「恨鐵不成鋼」，單次服用100毫克劑型5顆，自我形容體會「癱瘓」的感覺，勃起效果當然沒有增加，經由本手術半年後追蹤時得知，他除了「壯膽」，已不需服用該藥，我們很快發現，對威而鋼之類藥物無效的人，手術後大部分人不再需要或僅需很低的劑量就能達到目的。

如果不是不屑接受正規治療的全身慢性病患者，都可考慮本手術。我們的文化「談刀色變」，接受開刀宛如上戰場，但這種獨豎一格的外科治療法，是「手術」而不是「開刀」，因為「陽痿手術笑談中，門診治療真輕鬆」，它可以經得起任何檢驗，不僅術程簡化，連診斷也不再像1985年時那般繁雜與磨人，我們依然建議患者先使用威而鋼，失望再來找希望，「引刀圖一快，不負少年頭」。

從齊全的檢驗轉為解決問題的治療

1985～1988年間，我門診診斷的項目包括，夜間陰莖勃起既硬度試驗（Rigiscan Recording）、陰莖動脈杜卜勒超音波檢查、灌注式陰莖海綿體測量術及造影術（Dynamic Infusion Cavernosometry and Cavernosography）、陰莖動脈攝影術（Angiography）、陰莖球海綿體反射延遲時間記錄（Bulbocavernous Reflex Latency Time）、頭皮肢體感覺刺激反射電位記錄（Scalp Somato-Sensory Evoked Potential）、鹽酸罌

罌粟鹼（Papaverine）注射試驗，或前列腺素E_1注射試驗。

歷經百例齊全的檢驗，單純為診斷的檢查，每人必得住院3日，以陰莖球海綿體反射延遲時間記錄為例，必須在受試者會陰插入金屬針、龜頭部電擊，以記錄球海綿體肌與髂海綿體肌的反射電位，多人直言宛如身歷電影中伺候間諜的刑場。這一系列折磨人的檢查，對醫師的文獻報告很有價值，然而對病人的權益與福利何在？患者不但受罪且破財，1986年有位連先生就花費21萬台幣。他們最後幾乎皆因陰莖靜脈滲漏而接受手術，52例是陰莖靜脈截除術者，只有4例因陰莖動脈功能欠佳而接受陰莖動脈手術，這4人的前列腺素E_1注射試驗已證實動脈功能不佳，所以還需如此招待病人「滿漢全席」嗎？行醫的目的無非為病人解決問題，病人所要的是「解決問題」的治療，這些折磨人的檢查對病人實質上並沒有太多意義。

基於將心比心的立場，我們現今之診斷只要詳細病史、前列腺素注射試驗，以及陰莖雙套海綿體造影術的檢查即足夠，加上針灸輔助的局部麻醉技術，毫無例外地採門診治療，所以沒有住院的必要。在我們的臨床應用，85%以上的陽痿患者均可考慮採用。雖然必須強調本手術僅適用於仔細篩選的病人，但只要不是慢性病纏身且不配合治療的人，手術後受益良多，真所謂「血管手術有多宗，靜脈截除稱首功」。

以正確的地圖引導開車

雙套海綿體造影術是把19號頭皮針固定在海綿體內，注射顯影劑，設定造影術速度，完成第一套海綿體造影圖，深背靜脈、海綿體靜脈皆無所遁形，有的人動脈旁靜脈看來如鋸齒狀，後兩者在陰莖的遠端尤其明顯，也有人龜頭及尿道海綿體異常地被顯影；緊接著經由同一條頭皮針，注入20微克前列腺素E_1，本套顯影圖可充分顯示陰莖靜脈解剖學的分布細節，據此發展出手術的藍本，手術進行中持續參考本影像，好比以正確的地圖來引導開車，也像循施工藍圖指引進行中的工程。

15～30分鐘後，在前列腺素E_1發揮作用時，進行第二套造影術，其間即使陰莖堅硬勃起，深背靜脈、海綿體靜脈照樣滲漏，亦即海綿體內壓120毫米汞柱以上，陰莖海綿竇的血液還是經由靜脈系統「努力地」引回體循環，像飆車中的高速胎不斷漏氣，陰莖經此「漏氣」，怎能謝絕「陽痿」呢？

病人的陰莖海綿體迅速被顯影劑均勻擴散，顯示海綿竇流通順暢，伸縮情況良好，陰莖動脈功能正常。檢查後發現只有陰莖靜脈功能閉鎖不全，這是陰莖靜脈滲漏的典型寫照，所以應是陰莖靜脈截除術的好對象。本套顯影圖能獲得陰莖勃起動力生理學的資訊，如無靜脈滲漏現象，在海綿體內壓高達動脈壓時，陰莖白膜與巴氏膜間不應該有靜脈被顯影。

歷經兩年研發出最合乎生理學的手術方法

1985年伊始，歷經三旬解剖學、組織學的精密探討，一系列嶄新發現，配合臨床的應用經驗，經過多次修改，終於研發出最合乎生理學的手術方法。如果患者沒有包皮過長、體重過重的情形，現今我們所採取的方式為：在恥骨部表皮縱切長度僅約3.5公分的傷口，保留表淺較明顯的靜脈，小心游離傷口內面組織，將陰莖幹外翻，因海綿竇的血液匯集後由釋出靜脈穿越白膜，再匯流到深背靜脈，為求鼓脹的靜脈容易被看見，故以擠牛奶的手法擠壓海綿體，令深背靜脈更容易現出原形。

儘量貼近白膜、龜頭部及陰莖海綿體與尿道海綿體的交界處，以6-0尼龍線結紮，應用類似拔河的手法將深背靜脈由冠狀溝往陰莖基部有系統地截除。在截除過程中，以深背靜脈主幹當導引，在巴氏膜跳躍式打洞，而非完全打開此膜以減少組織傷害，過程中任何靜脈的斷端均以6-0尼龍線盡量貼近白膜牢牢紮住，否則猛烈出血將模糊視野而無法繼續進行手術，甚至迫使術者驚嚇，讓手術「流產」，最後僅以包紮止血草草收場。

如果靜脈斷端不幸溜掉，切勿使用電刀應付，建議以靈活的指頭從下往上托住陰莖幹，亦即掐住海綿竇，讓附近的海綿竇停止出血，即能找到靜脈斷端。持續截除陰莖靜脈抵達陰莖基部3～5公分深處，過程中將長度10餘公分的靜脈主幹以適度的拉扯力量維持管腔在閉鎖狀態，以防出血，否則如湧的出血量必使手術「夭折」。

如果拉扯力量超過靜脈主幹所能承受，靜脈叢可能「爽朗地自我了斷」，此時一一找回脫韁靜脈的難度無與倫比，當然與滿意的手術效果無緣。接著把翻出的陰莖歸回原位，並立即以紗布纏繞以防滲血。以同一方法截除我們新發現的海綿體靜脈，最後結紮陰莖腳靜脈迄尿道海綿體肌為止，由於這些靜脈深藏於距表皮5～10公分處，處理起來格外需要技巧。最進化的陰莖靜脈截除術2012年8月14日榮獲美國專利（Hsu, G. L.（2011）. Physiological approach to penile venous stripping surgical procedure for patients with erectile dysfunction. Google patents；US 8,240,313 B2, http：//www.google.com/patents/US20110271966.），針灸輔助不變，但手術技巧更臻上乘；以包皮切開起步雖稍嫌費功，卻易於完整截除靜脈。

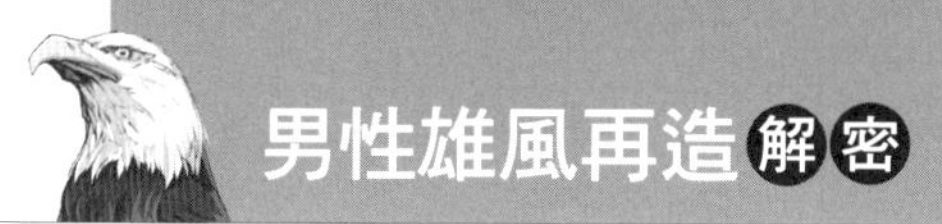

醫學上的驚人發現

因本術不僅需精細的技巧，陰莖靜脈的解剖知識更為重要，我們所根據的解剖藍本與教科書上所教不盡相同，1999年春季，有數位靜脈術後0.5～7年的病人，術後效果由好漸差而來門診再次進行海綿體造影術，這些造影圖出現雷同已被移除的深背靜脈，如果不經審慎研究，我們會「從善如流」，響應世界共識「靜脈再生」的論調。但經過與手術前造影圖的詳細對比，發現其直徑稍小，直接懷疑應是先前手術留下來的，促使我們回到人體解剖實驗室重新研究，發現陰莖靜脈絕不「單純」，白膜與巴氏膜之間的靜脈，陰莖幹的部分有獨立的7條，而非醫學文獻上共識的1條，這些是解剖書上完全沒被提起過的靜脈，有這種驚人的發現，謝謝世界上眾多優秀的解剖學家「手下留情」，留下些許破綻，讓我這個外科匠有機會來突破。

原來因為人體靜脈管壁遠比動脈單薄，經過福馬林浸泡過的靜脈壁尤其脆弱，完全承受不起解剖過程的操作。經由實驗室與臨床應用數度反復驗證，證實那是海綿體靜脈及動脈旁靜脈，這些靜脈與陰莖海綿體的海綿竇直接相通，論其份量有的人甚至與深背靜脈「等量齊觀」，另一些人頂多較為瘦小而已，靜脈手術時若不截除，殘留下來的靜脈片刻迅速長大，或日後漸漸茁壯而侵襲病人的勃起功能。

因不當電燒形成「結疤體」

其後我們將本「陰莖靜脈解剖學」視為截除術的藍本，相較於大而淺的傳統陰莖深背靜脈、海綿體靜脈較深且脆，截除起來較難，需細心操作，過程中千萬不可用電刀處理，否則不聽指揮的電流，燒灼能力順勢損傷動脈、神經、淋巴等組織，更嚴重的是沿著釋出靜脈的主幹，深入海綿體內將一干原本伸縮自如的海綿竇「烤焦」，研究顯示，海綿體因不當電燒後將變成程度不等的「結疤體」，熟度與牛排可相比擬，更要命的是海綿體的這種結疤程度與時俱增，術後的勃起功能每況愈下，如何能不以「損龜」收場？

至於動脈旁靜脈，因緊鄰背動脈，且脆弱、細小，所以只能一段一段結紮，若用電刀，烈火必定傷害緊鄰、併行的動脈及神經，無辜的它們真值得同情，難怪傳統手術法有陰莖麻木與陰莖變形的後遺症。

整個手術過程中、及在截除靜脈後，必須仔細結紮的靜脈端多達100處以上，如果結紮得夠牢固，即使擠壓海綿體也不至於滲血。當深背靜脈截除後，海綿體靜脈及動脈旁靜脈幾乎立刻脹大起來，所以處理這兩個靜脈系統應在深背靜脈被截除之後。

以5-0羊腸線或6-0尼龍線縫合傷口，縫合中必須囑咐助手，以拇指及食指分別置放於病人龜頭部3點鐘及9點鐘位置，並向病人腳側輕拉陰莖幹，以利清楚地辨識各層，免得層與層之間不分青紅皂白地混在一起，術後陰莖像「縮頭烏龜」，因為「能屈能伸」的陰莖體與皮層及恥骨部組織的關係，將因縫合不當而使術後的陰莖「不能伸」而變短。最後用紗布鬆緊適度地包紮好陰莖幹，因為截除之後的海綿竇成半充血狀態，所以包紮好的陰莖幹常呈半勃起狀態，宛如棒球比賽中準備出擊的球棒。

龜頭部相對也有同樣的情況，所以必須根據龜頭部與陰莖幹的比例鬆緊進行適度包紮。用於本手術的縫線材料，我們歷經近3千個病例的考驗，證明只要使用得當，纖細的縫線能提供足夠的強度，早已改用

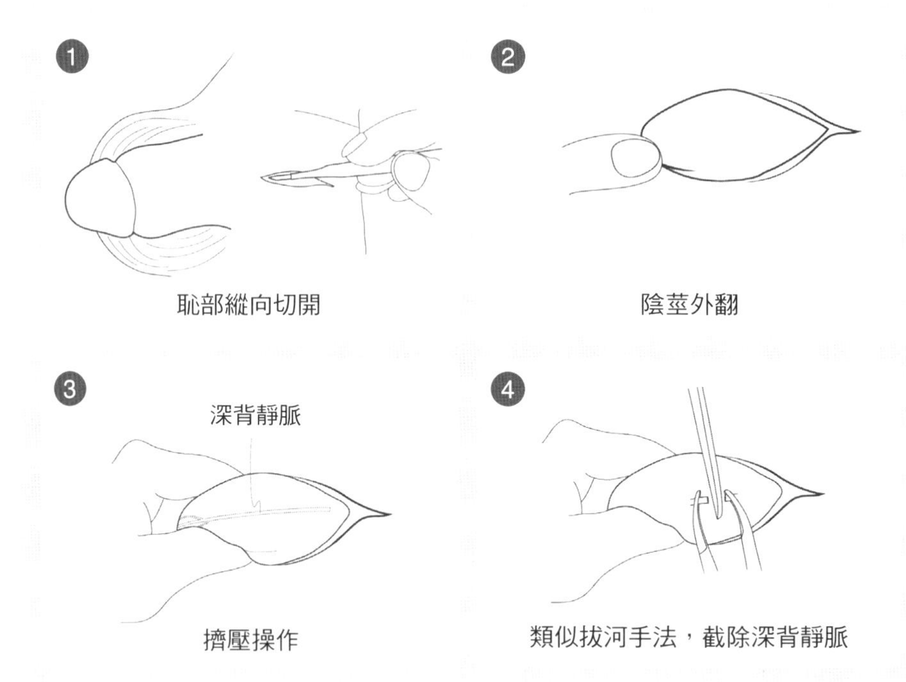

陰莖靜脈截除術示意圖

在耻部縱向切開長度約3.5公分的傷口，游離部分陰莖幹，應用內部外翻手法將陰莖幹外翻，以擠牛奶的手法擠壓陰莖海綿體，在巴氏膜層於釋出靜脈的出口處打洞，仔細將釋出靜脈近陰莖海綿體的斷端用6-0尼龍線結紮好。把深背靜脈的主幹以類似拔河的手法截除；經3～5個「洞」作，可截除深背靜脈迄陰莖基部；同法截除海綿體靜脈後，將陰莖幹歸位並暫時以紗布包紮。分別以深背靜脈幹及海綿體靜脈幹為導引，往深部截除，迄耻骨下角為止。

傷口選在這裡，真的「進可攻，退可守」，但由於傷口迷你，精密而講究的技巧才是先決條件，縫合中由助手以姆指及食指分別置放於病人龜頭部3及9點鐘位置，輕拉陰莖幹，用6-0尼龍線或5-0羊腸線縫好傷口。最後用紗布鬆緊適度地包紮好陰莖幹，使其宛如勃起狀。

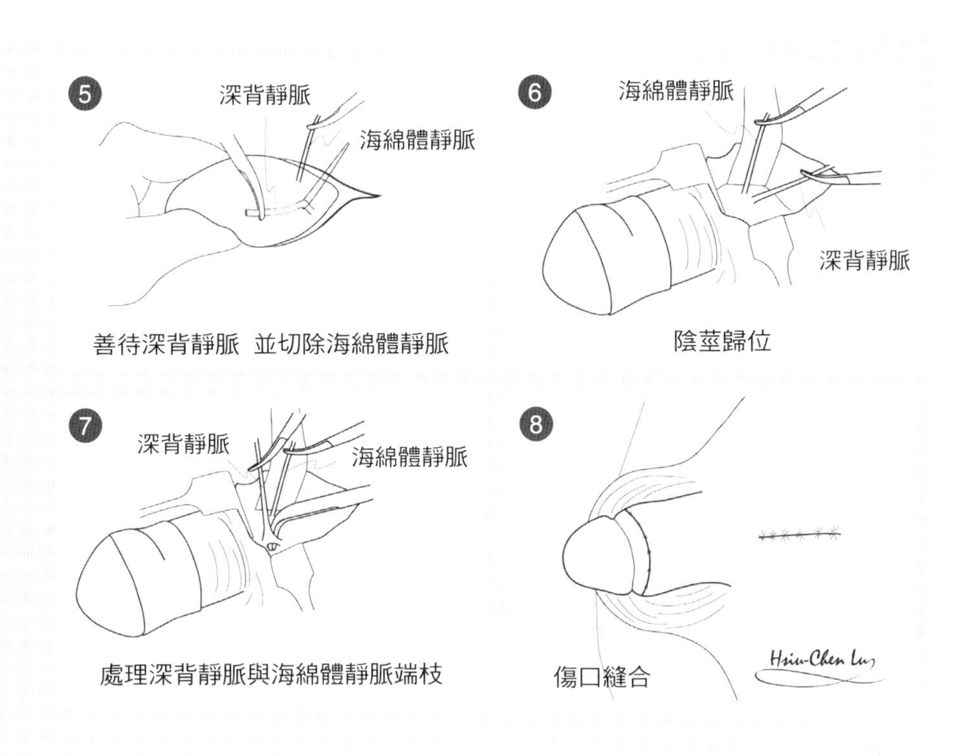

善待深背靜脈 並切除海綿體靜脈

陰莖歸位

處理深背靜脈與海綿體靜脈端枝

傷口縫合

細小的5-0羊腸線或6-0尼龍線，技術上爐火純青，局部麻醉門診手術無一例外，來自國外的患者接受陽痿手術後，停留3日，同時觀光本島美景的患者大有人在。

如果病人有包皮過長的問題，上述方法容易導致術後皮層腫脹，不僅影響療程的順利，且可能變形如「萬巒豬腳」。如果有體重過重的問題，且不慣於縮小腹，術後有陰莖幹內縮數月的短暫現象，如今改用合乎這些人的生理學方法，就是採用冠狀溝後0.5公分包皮環切傷口，並用3～5公分的恥骨部縱向傷口，以能「捷徑」直趨被截除的靜脈，所以組織的傷害最輕，療程近乎理想中的要求。

縫合痊癒後如船過水無痕

陰莖靜脈截除術必在確定局部麻醉發揮作用以後，在恥部縱向切開長度約3.5公分的傷口，切記不能傷到陰莖淺背靜脈，即看起來像鰻魚苗的透明淋巴管，為避免術後水腫，尤應儘量保留。處理陰莖幹部位的血管，應用內部外翻手法將陰莖幹外翻，以擠牛奶的手法擠壓陰莖海綿體，在巴氏膜層於釋出靜脈的出口處打洞，仔細將釋出靜脈的斷端儘量貼近白膜，用6-0尼龍線結紮好，切勿仰賴如外科醫師理所當然地使用電刀。把深背靜脈的主幹以類似拔河的手法截除，經3～5個「洞」作，可截除深背靜脈迄陰莖基部2～3公分深處。同法截除海綿體靜脈後，將陰莖幹歸位並暫時以紗布包紮，分別以深背靜脈幹及海綿體靜脈幹為導引，往深部截除，迄恥骨下角為止，用6-0尼龍線或5-0羊腸線縫好傷口。

傷口位於此敏感的位置，有人質疑如何能完成靜脈截除？其實本傷口真的「進可攻，退可守」，但由於傷口很小，精密而講究的技法是先決條件，縫合痊癒後簡直「船過水無痕」。最後用紗布鬆緊適度地包紮好陰莖幹，使其宛如勃起狀。

包紮過程中，吩咐助手以拇指及食指分別置放於病人龜頭部3點鐘及9點鐘位置，輕拉陰莖幹。建議這種方法的包紮維持1周，如用6-0尼龍線，1周後拆線，使用5-0羊腸線則2～3周會自動脫落，不需拆線。

解剖依據

1999年後嶄新的陰莖靜脈分布圖，是我們施行靜脈截除術的藍本，除了傳統所描述的陰莖深背靜脈系統1條主幹之外，還有兩側各1條的海綿體靜脈，其長度布滿陰莖海綿體全長，且深入龜頭海綿竇內，而非傳統所描述僅分布於陰莖門部者。兩側背動脈分別有左右兩側的動脈旁靜脈，雙側相加共計4條，亦即在陰莖幹的中段擁有獨立引流的靜脈7條，全部引流至龜頭海綿竇，且直接與陰莖海綿竇相交通，所以都可獨立成為滲漏的管道。

深背靜脈居中，從陰莖海綿體經由釋出靜脈並從尿道海綿體以環形靜脈匯來血液，所以本靜脈是2支陰莖海綿體及1支尿道海綿體的共同回血靜脈，其兩側較深處（較貼近白膜）各有海綿體靜脈1條，2條海綿體靜脈在陰莖基部合而為一，最後居深背靜脈之右邊且更貼近白膜，獨自注入攝護腺前靜脈叢（Preprostate plexus）。兩側背動脈各被內側及外側動脈旁靜脈所挾持，2支陰莖海綿體各自擁有2條動脈旁靜脈，在陰莖基部各自會合為一。

總而言之，在陰莖門部獨立引流的靜脈變成4條，所有釋出靜脈的起源是蒐集海綿竇中的血液白膜下靜脈叢。有趣的是，釋出靜脈在穿透白膜時傾斜通過，而動脈則筆直穿越，亦即靜脈的迂迴走向使其在海綿體內壓上升時易於被壓住，我們認為靜脈被鎖住的點，是介於白膜的內環層與外縱層之間。

推翻教科書的新解剖學版本

這個描述不同於其他任何版本，公認陰莖白膜與巴氏膜之間的血管有粗且大的深背靜脈1條，其兩側各1條背動脈，所以動、靜脈的比例是2：1，本比例僅見於胎兒的臍帶血管系統，與成年人體內任何動脈必定伴隨2條靜脈的通則相違背，在成年人體中，這種比例在陰莖是唯一例外，這種說法站得住腳嗎？

靜脈手術時，不知或因太困難而不能全部截除，則留下來的靜脈血管很快脹大，短暫改善的勃起功能必定故態復萌。如果手術者的腦海中沒有這個嶄新的靜脈截除藍本，只擁有傳統教科書的靜脈解剖認知，我們可以充分了解，何以手術殘餘的靜脈顯現在術後的海綿體攝影圖會被解讀為「再生」的靜脈。靜脈截除術僅限於巴氏膜與白膜間的靜脈，而非截除所有靜脈，術者必須保留陰莖淺背靜脈及球尿道靜脈，因為前者是淺部陰莖組織生理所需回血的管道，後者則負責深部組織的循環，兩者若被截除，注定有術後腫痛經月的併發症。

年輕的陽痿患者在醫學文獻有20%的報告，以往各國的醫學專家共同認定，他們全部是心理因素惹的禍，然而，我們的臨床經驗顯示，這些人幾乎都是陰莖靜脈滲漏的受害者，他們的海綿體造影圖顯示靜脈血管直接引流陰莖海綿竇，且這些靜脈異常發達，術後「立竿見影」，長久以來不少受患者抱怨，在尋求我們的診療之前，都被歸類為「不勇敢」的心因性陽痿患者，亦即問題出在腦袋，經靜脈截除術後，他們都宣稱人生由「黑白變彩色」，認定是靜脈滲漏惹的禍。

術後的復原時間，3周內不宜恢復性交，休息3個月後即可重振雄風，但也有人歷經整年才臻如意境界。一般而言，如患者術前從未有成功的性經驗，術後較可能讓醫者費心輔導。我們的靜脈手術「一枝獨秀」，應歸功於解剖學的新解、手術方法的精進與外科新技三項之綜合應用。

第9章

矯正陰莖彎曲的門診手術

成功改良出兩種不同矯正彎曲的手術方式，分別是修掉過多白膜的「截彎取直法」及「陰莖白膜靜脈補綴術」，此兩種手術均採取局部麻醉為其特點，是矯正陰莖彎曲術最新的手術方向，已有100多例臨床成功，高達85%以上滿意度，無明顯併發症，還可一勞永逸。

陰莖彎曲需要手術治療嗎？醫學界認為若陰莖彎曲嚴重到會干擾性生活，或者病人對彎曲的陰莖「越看越不順眼」，則該考慮手術。包括先天型陰莖彎曲，及後天型皮洛尼氏病（Peyronie's Disease）兩者，其誘因完全不同。由於病患陰莖彎曲導致長久的心理折磨，不少人漸漸形成自卑及畏縮的個性，可以說「命根子彎腰駝背，心裡頭彎彎曲曲」。

截彎取直正是針對「心裡頭彎彎曲曲」的患者，只要對陰莖背神經近枝處、陰莖腹側注射，局部麻醉劑避免注射入海綿體內，加上針灸輔助麻醉術，不論修掉多餘的陰莖白膜或以靜脈充當白膜短少邊的補綴材料，都可完美地把白膜修飾到理想的形狀，這種技術難度頗高，但經練習都可以做到。

統計上僅約1%需手術，但臨床上完全「大中至正」者並不常見，所以彎曲程度不嚴重者何必介意呢？有人推測彎曲的陰莖不利於良好的硬度，但影響程度如何迄今無法量化。一般而言，若病人的彎曲程度不嚴重，僅是挑剔地希望完美地又中又正，如果治療沒有併發症，又能進行局部麻醉門診治療，醫者似乎沒有理由拒絕，但某些病患屬「龜毛」一族，心理上已預備不滿意手術效果，醫者不可不慎。

如今已成功改良出兩種不同矯正彎曲的手術方式，一為修掉過多白膜的「截彎取直法」，一為「陰莖白膜靜脈補綴術」，此兩種手術均採取局部麻醉為其特點，是矯正陰莖彎曲術最新的手術方向。截彎取直法有100多例臨床成功，高達85%以上的滿意度，無明顯併發症，還可一勞永逸，6周即能恢復性生活，缺點是術後陰莖稍變短。

「補綴術」如同把陽台往外推

為避免手術後陰莖會稍微變短的缺點，可考慮第二種手術方式，即自體陰莖靜脈補綴術，這是將陰莖深背靜脈當作白膜補綴材料，已完成陰莖靜脈補綴術約70例，患者預後情況皆良好，且無組織缺血壞死之虞。局部麻醉中審慎加上腎上腺素，可延長局部麻醉藥劑的作用時間，不會造成組織缺血壞死問題。

2002年有位媽媽陪著24歲的兒子來門診，他是嚴重的左傾者（戲稱馬克思主義者），為了術後不影響長度，經雙方討論後病患欣然同意接受「補綴術」，為了讓母子聽懂本術特點，比喻為房間坪數因裝潢而縮減，因此決定把陽台外推，但是外推後重砌的陽台外牆與舊建築的外牆必然有差異。聽完後，兒子欣然接受研發良好的「陰莖白膜靜脈補綴術」，本技術以自體陰莖靜脈來補綴陰莖彎曲側較短少的白膜，醫師不僅需有「陰莖靜脈截除」的能力，並需有修飾及處理靜脈的更高階能力。

進而以顯微技術精準地把補綴材料陰莖靜脈，用來補足陰莖白膜短少之處，以此達到治療陰莖彎曲，且防止傳統「截彎取直」陰莖必然明顯變短的缺憾。其困難度、術者耗費精神與精力均非凡，此術之高難度、適應性、創新性，及能以局部麻醉進行治療，被國際醫界譽為成就之一。該病人屢次被女朋友譏諷異乎尋常，與前男友不同，於是他開始怪罪母親為何不能將他生得瀟灑且全身完美，怨懟來源於病患對命根子欠缺滿意，此事促成我對該手術的創見，取自體強且厚的組織補綴白膜外縱層之創舉，而開發出真正能延長加大的陰莖外科技術，特此致謝！

手術方式類似為包皮脫手套

局部麻醉生效後，首先做包皮環切，深度不可超過巴氏膜，以類似脫手套的方法將包皮往後退卻，背神經及背動脈絕不可受傷害。將生理食鹽水以10cc注射筒注射到陰莖白膜與血管神經叢之間，有利於後者的分離與完整的保護，並確保不會誤傷血管神經組織後，接著在陰莖白膜修除過多的白膜，或以自體靜脈來補綴白膜較少的那一側，截彎取直術後陰莖會稍變短，但陰莖白膜靜脈補綴術可獲得少量的增長。若採前者的術式，我們常將取出的白膜補綴到另一側，依患者需求兩者隨意選用，但如患者嚴格計較尺寸，則以採後者術式為宜。內部縫線材料以6-0尼龍線進行，外部傷口以5-0羊腸線仔細縫合並包紮好。

陰莖外觀宛如獨立的個體

人類陰莖結構是個特殊的設計，整體而言，其解剖學上的依據，以骨骼肌及其延伸組織白膜層層圍住海綿體。前者白膜包括恥骨海綿體肌、尿道海綿體肌及外縱層與內環層組成的陰莖白膜；後者海綿體包括以平滑肌、神經及纖維組織交織形成的海綿竇壁，陰莖海綿體、尿道海綿體及龜頭部各有自己的海綿體，其竇壁中彈性纖維與膠原纖維的比例及特性不盡相同。

陰莖外觀宛如獨立的個體，狀如機器的把柄，其實陰莖以血管、神經及纖維組織與人體緊密連接，結構上相同於人體胸腹腔由骨骼肌及骨骼包圍平滑肌組成的臟器。陰莖以強韌的纖維緊緊「釘牢」在恥骨枝（Pubic Rami）上，輔以由腹部正中白腺（Linea Alba）延伸過來的懸繫帶（Suspensory Ligament）。**一旦陰莖勃起，宛如一位雙側齊肩斷臂的跳水選手直立於跳水板上，準備跳水的英姿，亦即「龜頭」宛如人體頭部，「陰莖幹」相對應如人體軀體，「陰莖腳部」雷同人體雙腳。**陰莖外觀宛如獨立的個體，狀如機器的把柄，其實陰莖以血管、神經及纖維組織與人體緊密連接。

白膜好比纖維骨架，是陰莖硬度的基礎結構

陰莖白膜是雙層組織，有內環及外縱層，前者由2～6束、後者由2～8束較小纖維束所組成。在5～7點鐘方位卻沒有外縱層，白膜好比纖維骨架，不僅決定陰莖勃起時的外型，更提供陰莖硬度的基礎結構。有了這層白膜，我們無法透視海綿體，相對的，陰莖海綿體也是由白膜所包圍，而此白膜僅有薄薄的環狀層，所以臨床上可以透視，看起來像個大靜脈。手術中如要分開陰莖海綿體及尿道海綿體，必先能分辨組織的微細差異。

某39歲患者由於陰莖嚴重彎曲，禁不起女上男下所產生的衝擊力，一個爆裂聲夾帶一陣劇痛後，陰莖出現血腫變形。緊急手術進行修補斷裂的白膜，同時進行彎曲矯正手術，15年後長期追蹤，證明是一勞永逸的手術。

手術關鍵在精緻

一般主張採用較強的線來縫合，此手術採用6-0尼龍線是因為從公牛的實驗中得知，**性交時海綿體內壓達到動脈壓的10倍，可見白膜需**

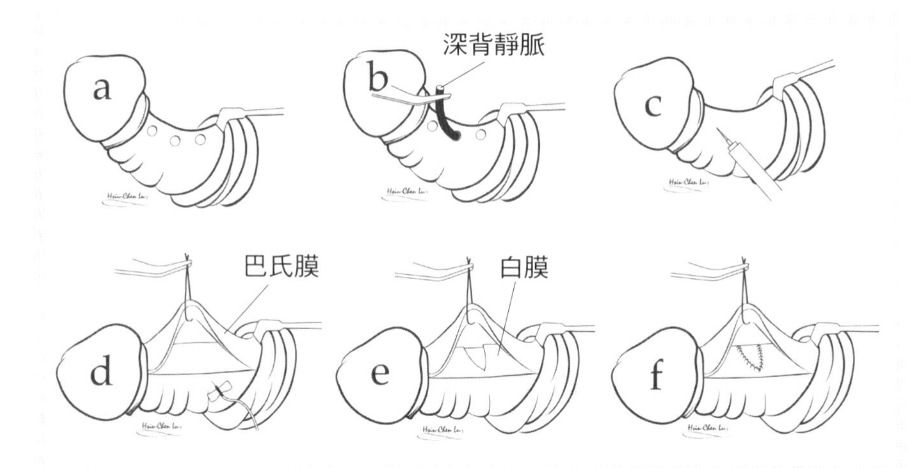

矯正陰莖彎曲的手術

a. 將陰莖包皮環切，不可傷到巴氏膜，將其上的組織往後退卻。用類似擠牛奶的手法擠壓陰莖海綿體，深背靜脈的主幹及其主要分枝將可輕易辨識，接著在深背靜脈的分枝處，即巴氏膜上打數個洞，以利截除靜脈，迄陰莖基部。

b. 總共約4～5個洞後，即可完成摘除深背靜脈的動作。深背靜脈與海綿體靜脈被截除後，依需要善用本靜脈以為補綴材料，必要時可併用海綿體靜脈。

c. 把生理食鹽水以10cc空針注射到比白膜表淺的組織，以幫助血管神經叢的分離，以血管繫帶或其他無傷害性的材料懸吊。

d. 以19G頭皮針進行生理食鹽水注射，亦即勃起測試，並找到最彎曲的中心線。

e. 不可傷到血管神經叢，用新而銳利的刀片切開白膜迄陰莖伸直，白膜下有層薄膜包住海綿竇，若能不切到此膜，即不出血。

f. 用6-0尼龍線連續進針後，將自體靜脈與白膜切口補綴，每1公分距離用本縫線間斷地補強縫合，進針方向從靜脈往白膜切口為宜；包皮傷口以5-0羊腸線仔細縫合，由於傷口外觀和割包皮一樣，不少患者誤以為本手術只割包皮而已。

承受的力量相當大，所以必須由堅韌的膠原纖維組成，因之許多人主張用較粗的3-0或2-0尼龍線來修補白膜。經微細解剖的認知，及1986年起的臨床經驗，顯示修補白膜的關鍵在於緊密縫合白膜外縱層的膠原纖維束，只有細小的縫線才有足可貫穿膠原纖維束的細針，所以我們採用較細的6-0尼龍線。縫合後此線待組織痊癒後，雖不能被吸收，但仔細觸摸也摸不著「外物腫」，如患者自行摸到硬塊，那是組織反應所形成的硬塊，這些硬塊1年中會慢慢消失。1997年有位25歲患者術後5個月到門診，表示有「入珠」的效果，希望變成「恆產」，所以有些人不但對硬塊不以為意，甚至如獲至寶，難怪「海邊有逐臭之夫」。

陰莖以局部麻醉進行，是由於陰莖沒有脂肪組織且外露如把柄，先天上即容易掌握，所以手到擒來，一點都不難操縱，關鍵是施術者要有觸摸及分辨微細組織的能力。任何醫師想要掌握本技巧，必須接受顯微小動物訓練，及顯微解剖人體陰莖的訓練。快速進針，緩慢且精準注射可減輕痛楚，因為負責痛感的「自由神經末梢」只分布於陰莖的表皮及血管，所以不需挑釁這些難搞的小傢伙，但這絕非不可能的任務。

把手術的純經驗法則推向科學的計量

陰莖白膜的解剖知識是1990年代我們所革新的，而此精密結構的外科手術則要追溯到1965年，內斯比特（Reed Nesbit）率先描述這類手術，修除彎曲外側過多的白膜，稱為內斯比特氏陰莖彎曲矯正術，其需要量主要靠術者的經驗法則。其後有人相繼開發出補綴彎曲內側較少白膜的術式，但手術中白膜的切開範圍、正確位置及補綴量，依然靠外科醫師的主觀評估。

1995～2003年間，我們以解剖體的陰莖為模型，用微積分與幾何學導出兩個公式：$\pi r2\theta/45^{\circ}$ 與 $2\pi r\theta ¢/\theta$ ，r是陰莖海綿體的半徑，θ 是陰莖的彎曲角度，$\theta ¢$ 是陰莖白膜切開的弧度，第一公式計算表面積，第二公式求取長度。2006年本文刊登在國際男性學期刊，把手術的純經驗法則推向科學的計量。這些論述已刊登於2018年《生殖百科全書》（Encyclopedia of Reproduction, 2nd edition）：第一冊「男性生殖系：勃起異常」（Male Reproductive Tract：Erection abnormality）第382～390頁。

我們也推薦受術者同時接受陰莖靜脈截除術，因為1995年間有3位陰莖彎曲患者，術後出現勃起功能漸差的情形，檢查顯示陰莖靜脈閉鎖不全，他們均以陰莖靜脈截除術重振雄風，故之後我們主張同時施行靜脈手術，以防將來衍生問題。很多患者年紀很輕，有位大學四年級的學生，術後被持續的勃起困擾1周，證實因靜脈截除所致，所以我們並不執行靜脈完全截除，患者不必顧慮。

門診手術即可施術

本術不需住院，局部麻醉門診治療即可，我們已應用到逾千病例而無例外。採用局部麻醉手術時病人需禁食，因手術區域是無菌的，尿液中必然含有細菌，所以手術當中患者排尿是任何術者想避免的，為防手術當中病人尿尿所引發的不便，即使本術採用局部麻醉門診手術，仍要求患者術前8小時禁食。

手術中患者的行動受限，故時間控制很重要，本術耗時2～7小時，有些人覺得不耐久躺而想移動，此時務必先通知醫師，否則移動身體宛如地震般不利於施術。常常遇見病人催促醫師快一點，自稱久躺腰痠，其實施術者更希望早點結束，「眼睛脫窗、脖子扭到、腰骨閃到」是常有的事，一切只為手術完美，患者務必多些耐心。

術後應戒急用忍

術後恢復性生活的時間，要看進行的是哪種手術，本術有兩個方式：截除白膜較多的那邊，及以靜脈補綴白膜較少的那邊，前者手術與復原都較快，但術後陰莖稍短，以後者較麻煩，但術後陰莖稍長。

不論哪種術式，至少6～8周後才宜恢復性生活，後者可能需要更久的時間。這情形好比水泥乾固後才挨得起踐踏，如果用溜冰刀去踩，更需完全乾硬。有位25歲的年輕人血氣方剛，術後2周即與女友燕好，結果「損兵折劍」，陰莖外觀如「萬巒豬腳」，不愧「風流殘劍彎彎刀」，補綴的縫線與白膜一同斷裂，果然樂極生悲。門診時，該情侶對至少6周才能恢復性生活的吩咐唯唯諾諾，急診室中只聽男方呻吟中不斷解釋，因為禁不住女方的挑逗，而女方早已花容失色。費盡九牛二虎之力才勉強修回原貌，猴急者應引以為戒。

術後包紮與疼痛處理

術後全陰莖幹需包紮1周，如果龜頭部比陰莖幹體積大，則先天上很適合包紮，反之包紮困難。臨床上偶爾遇到不易包紮的案例，為防術後陰莖永久縮回且沾粘，需靠導尿管幫忙固定。

術後需要包紮乃因外部傷口只在包皮，許多人誤以為只割包皮而已，其實被修補的地方深達陰莖白膜，甚至部分海綿體，所以全陰莖幹都需要包紮。術後陰莖完全被包紮，唯龜頭外露，若排尿不慎會弄濕紗布，尿中細菌可能誘使包皮傷口發炎。為預防發炎，建議患者尿尿時接一小段橡皮管於尿道口，以免尿濕紗布。

術後勃起之疼痛處理方式：術後因勃起能力更強，患者往往夜間陰莖膨脹而睡不安穩，一兩周中會自然改善。術後手術不會影響勃起能力，本手術修補的組織是白膜，如果手術夠仔細及完整，應該不會影響勃起能力，如果有勃起變差的情況，應該考慮其他病因。

手術如果夠精密而不破壞到神經，術後就不會影響感覺，也不會影響射精及快感。手術不侵犯尿道海綿體及尿道，所以與射精無關，而支配球海綿體肌（Bulbocavernosus Muscle）的神經與被手術部位有些距離，所以射精感覺應該不受影響。本手術因為採用包皮環切，所以傷口不會留下傷疤，且包皮有非常優秀的彈性，即使有結疤體質的人也不容易長增生疤，施術多年未見過長傷疤的人。

其他相關醫療問題

網路上有陰莖彎曲矯正器的專利設計，此陰莖發育矯正器係為能於陰莖發育中安全戴用，矯正陰莖形狀之新穎矯治輔具，適用於男孩陰莖還未發育完成階段及時加以矯正，使陰莖發育成正常形狀，本設計如同青少年的牙齒矯正，雖已取得專利權，至今尚未推出醫療市場，且不適用已發育成形的陰莖。

若病患已被其他醫生手術過，陰莖長度已損失，勃起能力已變差，再進行手術則效果不彰，這應是陰莖彎曲矯正方法中，應用粗線綑綁白膜外縱層的手術結果。陰莖白膜的解剖知識中認為，白膜外縱層是陰莖勃起時型態的決定者，有學者推薦綑綁白膜外縱層的手術方法，因其簡易，不少醫師引用，我乃為白膜抽絲剝繭，發現其真正結構者，但就是想不通此方法的學理，迄今未使用，如果再進行第二次或第三次手術，手術時間很長、困難度超高，效果不如未被手術過的病例。

本手術很可惜尚無健保給付，基本上這是一個類似於整型的手術，然2004年起健保已由不給付，「從善如流」改為有部分給付，似乎是合理的！惜乎術者均以3-0或2-0尼龍線來摺疊縫合白膜，而非解剖的修補。1986年起的臨床經驗，顯示本術的關鍵在於精密修補白膜，如以自體靜脈來補綴白膜較少的那一側，不僅術程可長達7小時，且需超高的技藝，前者術後陰莖稍變短，後者可獲得少量的增長，如患者嚴格計較尺寸，則以採後者手術式為宜。

往昔術者無不以經驗行之，2001年起，我聯合土木工程師，以積分學求得計算面積的公式，以量角數學求得切割白膜長徑的公式，臨床應用數十人，堪稱是一大突破，然而本術難度奇大，迄今不知如何推廣，更甭提健保給付。

第10章

人工陰莖植入門診手術

人工陰莖植入後，陰莖海綿體能屈能伸的能力喪失，恰似「海綿體被廢武功，命根子以物填充」，植入物被安置於陰莖海綿體內，完全仰仗堅韌的白膜包圍之。

72歲的蔡先生是退役飛行員，兩年半前因攝護腺癌而接受根除手術，原本引以自豪的性功能，術後從此一歇不振，愧對52歲的嬌妻，自述以前不飛行時最喜歡自家的「跑道」，兩年來最怕的是面對嬌妻而求診。這是典型性神經或陰莖動脈受傷的病例，慎重評估其病情與年齡，植入人工陰莖是最好的選擇。

「人工陰莖植入術」是治療勃起功能障礙的最後一招，在許多泌尿科醫師的手中仍是張王牌，如今歐美似乎以人工陰莖植入病例數來作為評估從事「性醫學」泌尿醫師權威與否的依據，2008年希臘醫師陪伴其患者到台北向我求診時，不忘介紹該國泌尿醫師的排序，根據的就是「人工陰莖植入數」。但本治療法因不屬於自然治療方式，往往讓許多人遲疑。

接受「強何必大」的道理

1989年以來，我遇到多位在其他醫療院所術後患者的諮詢，質疑人工陰莖植入術後使其陰莖變瘦小、龜頭變蒼白，與醫師術前所宣稱的「強大」全然相反，此為術前醫病兩方溝通不足的範例。植入物件的陰莖，鬆軟時因為植入物而使陰莖體積較大而壯觀，性交時，因為許多海綿體喪失膨脹能力，故使陰莖塊頭不如往昔，且植入後的陰莖挨不起衝撞。

本術的目的在提供陽痿患者「恨鐵不成鋼」的硬度，但非常禁忌女伴上位的跨騎體姿，否則植入物易因穿透白膜「破繭而出」而造成災難，亦即男性必須掌管「打擊手」的主導權，且認定自己已經不是強棒，站上打擊區期盼自己可以「保送上壘」就好，不可寄望打全壘打，更不可能是全壘打王，患者必須認知孟子「強何必大」的道理，醫者更應具備此醫學常識，否則埋下患者報怨的種子。

一般認為藥物治療失效的患者很適合此術式，然而我們認定藥物治療無效後，除非很明顯不適合自然重建術，否則先施行陰莖靜脈手術不理想後再採用不遲。

人工陰莖有半硬式或充水式，兩者都有其體積，填入海綿體中絕不可能隱形而不影響陰莖自然的特性。人工陰莖植入後，原本大丈夫能屈能伸的特質喪失，取而代之的是「擁槍自重」而已，如植入物是硬式，摸起來宛如狗鞭，合乎「人當得不耐煩改當狗」的情境，正所謂人生如戲！

人工陰莖種類繁多

1936年博格拉斯（N.A. Bogoras）引用自體肋骨重建病人被截斷的陰莖，患者的性能力暫時保全，可惜其後骨頭被吸收掉，僅剩軟骨部分而喪失這份「骨氣」，因而命根子又縮了回去，但已開了人工陰莖植入的先河。

1947年，顧得穩（Goodwin W E）以壓克力化合物材質的人工物植入病人的陰莖中，裝在白膜之外，活像餐桌上的三明治，想當然，陸續出現諸多問題，所以這種植入白膜外的人工陰莖很快被淘汰。

其後拜材料科學進步之賜，新生代人工陰莖如雨後春筍般出現，經得起考驗而流行的種類大都是箇中翹楚，僅簡單介紹幾種。

1.最新的三件式人工陰莖：具有人工陰莖體、儲水囊及調水瓣三部分，分別裝置於陰莖海綿體、恥骨後膀胱前的間隙，及陰囊中。最新能屈能伸型其實伸屈有限，意者不必寄予厚望。

植入後啟動調水瓣，陰莖被動地冉冉舉起，宛如自然調情的節奏，待圓滿達成任務後，再壓擠裝置於陰囊的釋放瓣，陰莖體內的水回存儲水囊，使用起來有「真槍實彈」的感受。可惜手術工程浩大，術後必然陰莖變短，病人在獲知「植入體」那麼複雜後，常自動放棄。

2.自容充水式人工陰莖：只要把成雙的柱體植入陰莖海綿體內，此型集「水源」及「機關」於一身，手術較為簡便，不多傷無辜，可惜伸縮落差不大。不少病人自覺損失較少而欣然選用，不過充水時固然能充份膨脹，但「放水」後卻無法「回到起跑點」。近年廠商更將三件式捨棄儲水囊，改良為「二件充水式」人工陰莖，迅速受到患者的歡迎。這些設計迄今無法拒絕機件故障的風險，難怪廠商只敢保用5年。

3.半硬、可折式人工陰莖：植入後的陰莖能活動的方向變少，只能上下彎，「進軍」時將龜頭部扳起，「退場」時調至下垂狀態，由於無伸縮能力，病人初時會抱怨命根子太過「處變不驚」，且有收藏不便之憾，但日久漸習以為常。

美商達克美（Dacomed）公司開發一種機械性的關節式人工陰莖，利用11個關節一起作用，宛如萬向接頭，且柔軟度不錯，但由於受力即偏，無法定向，性行為時搖動或扳折會使關節卡卡作響，有些人陶醉於進行中的伴奏，但有些人則不能忍受其聒噪掃興。

廠商為了產品「少說話多做事」，終於推出具有「默默耕耘」美德的新型關節式人工陰莖，希望能「不聲不響」地贏回人心。但無論廠商如何努力，企圖模仿自然的人工陰莖仍遙遙無期，希其美夢成真。

總之，人工陰莖式樣繁多，價差大，且品質與價格未必等量，所以選擇時必須多加比較，考慮清楚再拿主意，切勿三心二意。而一旦選用後就要「視如己出」，否則換品牌又得挨刀，多受罪又破財。

人工陰莖種類由病人自選，包括：機械式、可折的半硬式，及充水式三種。充水式的有AMS Ambicor或Mentor Mark Ⅱ等兩件式，與AMS 700系列或Mentor α 等三件式人工陰莖。威而鋼問世後，人工陰莖市場喪失半壁江山，廠商協力圖存，都希望統一在即。

植入人工陰莖選用的尺碼，一般認定術者應將陰莖海綿體儘量擴張，期望裝置最大寬徑的人工陰莖。相反地，我們主張選用的人工陰莖寬徑越小越好，以免壓迫到海綿體動脈的入口，而導致性交時海綿竇無法膨脹的惱人現象。植入人工陰莖後，因為加入外物，平時陰莖略微增大，但膨脹狀態時不論長度、寬度都會打折扣，醫病必須有共識。

手術方式有多種選擇

手術方式因選用不同種類的人工陰莖而不同，當然術者也有偏好，切口不外乎環包皮、恥骨下或陰莖、陰囊交界處。表皮及血管妥善處理後，切記不傷害神經，以3-0絲線在約3公分切口的兩端吊線，接著切開白膜，以便於植入人工陰莖，裝好後用6-0尼龍線精緻縫合白膜切口，必要時在植入水球後，用5-0羊腸線層層縫合。

三件式人工陰莖的植入，調水瓣裝置於陰囊中，儲水囊則藏匿於恥骨後膀胱前的間隙中，人工陰莖柱體在海綿體內。三者依靠蜿蜒的管線連接，手術範圍大，理所當然麻醉的範圍也大，術者必須精準注射，才能將局部麻醉的劑量控制在安全範圍內。

不論何種人工陰莖，即使需較長的手術時間，我們採門診手術免住院的特色沒有例外，迄今已完成197個病例。

接受三件式人工陰莖植入術，由於切開的傷口必須方便裝置儲水囊於恥骨後膀胱前的間隙，調水瓣裝置於陰囊中，所以設計在恥部的切口，必須往肚臍方向延伸到下腹部，傷口部位將略長。

局部麻醉門診手術所需時間較長，費時3～4小時，手術完成後以5-0羊腸線或6-0尼龍線縫合傷口。

除了矯正陰莖彎曲所需的解剖知識與解剖依據，亦即人體恥骨海綿體肌，尿道海綿體肌及其延伸部白膜的三度空間結構，神經分布的每個細節都必須留意。1992年我們採用取石術（Lithotomy Position）體位進行恥部神經麻醉，變換病人的姿勢以後，再進行人工陰莖植入術，其後成功發展陰莖腳阻斷術取代之。

人工陰莖植入後，陰莖海綿體能屈能伸的能力喪失，恰似「海綿體被廢武功，命根子以物填充」，植入物被安置於陰莖海綿體內，完全仰仗堅韌的白膜包圍之。術中海綿體擴張時必須順應解剖方向，否則海綿體中膈及陰莖腳可能被傷害。切記陰莖海綿體與尿道海綿體緊鄰的5～7點鐘方位其白膜沒有外縱層，故薄弱而不堪撞擊，術中擴張海綿體時萬不可對本處施力，否則術後容易有人工陰莖凸出的災難。

手術的重點與評估

陰莖的勃起主要由海綿體的充血所引發，陰莖海綿體以強韌的白膜團團圍住，如果海綿體不健康，改由人工陰莖取代，植入物還得靠陰莖白膜包覆好，所以植入物從此埋設於陰莖海綿體中。植入體在嬌嫩的組織中不會產生排斥，人工陰莖製造廠商經過反覆試驗，證明人工陰莖的生物相容性是沒有問題的，所以不應該有排斥的問題。人工陰莖的矽

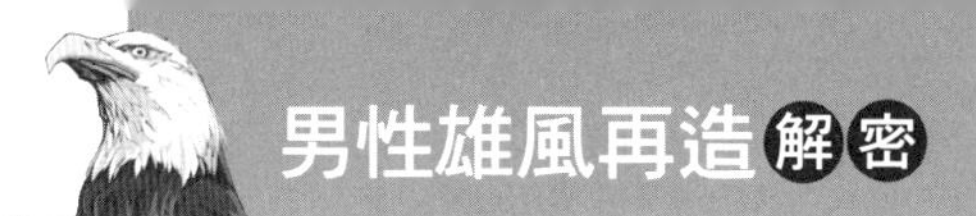

膠材質是固體的，異乎女性隆乳液態矽膠植入體。

人工陰莖植入術的副作用很低，發炎、化膿、人工物凸出是難以令人忍受卻無法避免的災害，發生率約1%～4%不等。1992年我發現陰莖白膜外縱層5～7點鐘的位置，亦即陰莖海綿體與尿道海綿體的交界處沒有外縱層，所以在龜頭內部此處白膜既薄且弱，挨不起手術時擴張器的撞擊，許多災害似乎肇因於手術的傷害。我們把這個概念用在臨床上近200個病例，發現上述災害不再出現，令我們醫療團隊非常振奮，倒是納悶有醫者報告，5年人工陰莖的功能喪失率竟高達30%，加上使用者的運用得法及珍惜與否，難怪製造廠只敢保用5年。

人工陰莖在海綿體內不會致癌，迄今沒有任何報告顯示人工陰莖有此潛力。喧譁一時的女性隆乳液態矽膠植入體有致癌之虞，但由於人工陰莖是固態的矽膠所構成，即使充水式也由固態矽膠密封生理食鹽水，已有人工陰莖在身的患者不要「自己嚇自己」。

手術不必受罪太多

在敏感的陰莖上局麻是可行的，觸診即能分辨微細的結構，完全明白恥部神經、海綿體神經及髂下腹神經的分布與走向，且施術者的手指有優秀的觸感，才能精準導引注射，達成準確且完全的麻醉。

人工陰莖局部麻醉術所需的困難度高於本書所述的其他手術，1992年從陰莖三度空間的結構謎底被解開，據以發展陰莖「腳部阻斷術」，如果麻醉完全，植入術中擴張海綿體時不會誘導任何的不舒服感。由於陰莖表皮之內並不真正敏感，結構上層次分明，組織上沒有脂肪細胞，尤其堅韌的白膜提供與骨骼同質的打針屏障，施術並不難。我們在技術上已能完全掌控，團隊中每個成員皆可信手捻來。

局部麻醉劑正確注射的位置：局部麻醉劑被推薦浸注在海綿體內，國外的教科書對此高唱入雲，相反地我們認為這是禁忌，不應把麻醉劑打到海綿體內，尤其在手術進行中，若患者同時有人工陰莖在海綿體中，更不宜穿刺白膜，否則有傷害人工陰莖之虞，且麻醉劑打在海綿竇中，會被快速大量引流回到體循環，將有頭暈、噁心、嘔吐等合併症，必須特別留意。

「術者精工、患者輕鬆」的門診治療

植入人工陰莖後可不需拆線，手術時我們慣用5-0羊腸線縫合皮層，這種俗稱的肉線可於2周內被組織自行吸收，所以未必需要拆線，但不少人不能忍受會刺痛的線，當然可以1周後拆線。

人工陰莖手術療程病人不需承受大痛苦，雖然我們採用局部麻醉，但手術後的疼痛無異於其他手術，使用鎮痛劑可獲有效的緩解，任何手術如果手法精密、手術完美，可以減掉很多痛苦的。我們一律門診治療，手術非精密不可。

有位73歲農人兼漁夫的患者，是我母親的親戚，一直在彰化耕田兼養殖鰻魚，他看著我長大，一路推崇台灣發展的妙方，後來搬到台北八里養殖鰻魚，1993年接受人工陰莖植入術，術後立刻開車回養殖場，3天後換藥，紗布幾乎濕透，我不禁擔心他發炎感染的問題，詢問為何不遵守維持紗布乾燥清潔的約定，他表示，親身體驗超好的手術技術，這個手術真輕鬆，一點都不像朋友所預測的痛苦，他術後1天即穿上雨褲，準備抓條肥大的鰻魚當禮物。我告訴他看管好自己的泥鰍比較重要，別只顧抓鰻魚。海綿體較寬者，頭一周比較不會有不舒服的感覺。

手術後務必溫柔善待命根子

手術後性交時，陰莖的暢快感不會變質，事實上醫師與病人同樣關心本問題，如果植入物位置正常，由於負責舒服感的背神經分布在白膜的外側，而植入體是在白膜包覆的海綿體內，所以理論上正常的感覺不應被改變。但因為性交感覺是主觀的，如果患者堅信感覺會走樣，則可能真的變調，術前宜充分認識與溝通才好。

植入後陰莖自然如昔，陰莖雖不可能如自然的伸縮，植入物必定佔據海綿體的部分空間，由於植入物填充於海綿體內，不論任何種類的人工陰莖，植入後必使陰莖塊頭增加。現今有半硬式、關節式及充水式三大類型可選用，而只有充水式的人工陰莖大小稍可改變，可惜伸縮能力趕不上自然的海綿體，體積也不可能消失無蹤。本治療法必須在海綿體內填充人工製品，儘管患者的組織很快會適應而感到「融於一體」，但植入後的陰莖絕不可能縮回原狀。

植入後陰莖長度可能變短一些。有些人嫌術後陰莖變短，雖然文獻極少正式提及，但這現象可能是真的，我們有約30%的患者抱怨術後陰莖變短，有些人接受「陰莖延長」手術而自覺很值得。同樣的，有些人感受植入人工陰莖後龜頭顯得蒼白寒冷，我們另研發出新的人工陰莖加強術，成功地解決這類困擾，當然這些手術以局麻門診執行，如有此問題屆時再諮詢。門診時病人描述被告知植入人工陰莖後會加大增長，那是不正確的資訊。

植入人工陰莖後射精正常。由於植入物所處的解剖位置，與精道及射精跑道「河水不犯井水」，精液臨射前匯集於攝護腺尿道區，一旦射精啟動，精液隨即奔跑於尿道中而射離尿道口。植入物在陰莖海綿體內，正常時與精道及射精跑道是隔離的，因此，理論上不會影響射精。但如患者的射精「機關」術前已被廢，則術後同樣不能射精，或者有逆向射精的現象。

可行性生活的時間，至少是術後6周！由於包住人工陰莖的陰莖白膜，需時間來康復及適應外來植入物，所以不宜在術後滿6周前開始行房。1989年有位68歲的成功企業家，不珍惜自己的糖尿病體質，術後很快上桌打麻將及恢復性生活，造成不可彌補的併發症，不可不慎。

領悟「除卻巫山不是雲」

人工陰莖是不會腐化或火化的，不少患者關心這個問題。我有一位浙江出生的患者，慢性病纏身，人生七十古來稀，自稱台籍的太太才40來歲，遭受陽痿困擾折磨已10年，經動脈造影術檢查後，發現動脈嚴重狹窄，討論之後同意接受人工陰莖植入術，一般人關心的是機件的耐久性，人體組織的適應性，人體自然生理的完整性，這位老先生卻提問：人工陰莖會不會腐化？能不能火化？我回應為何有此疑問？

原來他雖來台40年，仍有落葉歸根的想法，他希望過世後能回鄉安葬，如果人工陰莖不能腐化，將來如果採用土葬，子孫撿骨豈不被抓包？再者，如果人工陰莖不能火化，將來如採用火葬，豈不讓現場送終的人嘖嘖稱奇？旅居台灣的他竟然長出這般奇怪的構造？當時他得知既不能火化也不能腐化的事實，立刻表示手術後使用5年就要來拔除，只是迄今未見他捨得。

患者植入人工陰莖出國通關時，通常偵測器警鈴不會響，但偶有例外，拜材料科學進步之賜，植入體的材質越來越好，金屬部分越來越小，原本廠商宣稱不成問題，然而防恐措施舉世趨嚴，各國海關金屬探測器超敏銳，2001年有位貴婦，氣急敗壞地來門診述說，其夫因人工陰莖的金屬使探測器大叫，被美國海關扣留，我立刻開立診斷書，加註那是美國產品，請美國海關人員「識相」一點。

植入人工陰莖後若想取掉，在技術上一點也不困難，只要局麻門診手術，約10餘分鐘即可完成。然而迄今，我們仍未碰過蓄意想摘除人工陰莖的患者，本現象應該是患者植入後領悟「除卻巫山不是雲」而捨不得分手吧！

網路資訊提及人工陰莖植入的患者「人工陰莖柱體穿出尿道或會陰部」，術後患者的龜頭日漸冰冷又消瘦，受術者心裡好難過！1991年發現雙層白膜的外縱層既厚且韌，是人工陰莖柱體的護牆與陰莖型狀的決定者，因而知曉如何克服上述缺失，此陰莖纖維類骨支架，據此人工陰莖植入進行中能一併執行龜頭加大術，已應邀刊登於2018年《生殖百科全書》（Encyclopedia of Reproduction, 2nd edition）：第一冊「男性生殖」（Male Reproduction）的「男性生殖系：陰莖構造」（Male Reproductive Tract：Penis Structure）第357～366頁。

第11章

其他種類陰莖手術

進行陰莖延長加大術時，最擔心陰莖麻木不仁的併發症，故手術全程需格外留意不傷害神經，事實上，具有隨心所欲的顯微手術能力，才能達到這種很講究的境界。背神經的完全保留是保障感覺的先決條件，在85例患者中，迄今沒有人出現陰莖感覺變鈍的現象。

精索靜脈曲張的原委

直立動物似乎是公認地表最進化的物種，人類尤其是個中翹楚，職司造精與男性激素的睪丸，在心臟以下數十公分，負責回血的精索靜脈，站立時必須辛勤地對抗地心引力，難怪20%～40%的男人有精索靜脈曲張的毛病，筆者是其中之一。由於精索靜脈配備在如此解剖位置的先天因素，經年累月受地心引力影響，類似外科醫師及理髮師，最易有腿部靜脈曲張及「十個男人九個痔」等問題，其實終其一生，人人或多或少都會有精索靜脈曲張的情形。歷年來醫學文獻不遺餘力提及，精索靜脈曲張不利於睪丸的造精功能，導致精蟲數目減少，活動力減弱及變形，而引發不孕症，亦即，迄今只認為這是男人不孕症的元兇，與陽痿無涉。

筆者天生「腦後有反骨」，1988年開始詳細追蹤包辦「陽痿不孕」雙疾，且接受陰莖靜脈截除術及內精索靜脈高位結紮術的患者11例，發現7人術後精量增多，且精蟲品質改善、房事頻率提高、性慾加強，訝異之餘，將「內精索靜脈高位結紮術」推薦給陽痿且有精索靜脈曲張的白髮族，半年後，其中一位患者興奮表示不但勃起功能恢復，且射精量較多，更有射精感，掃除一句早象，筆者開這位旅日長者玩笑，「到了日本，就是有料停車」。顯然精索靜脈曲張的影響不限於此，公認年輕時會影響生殖能力，但我們加其罪狀一條：拖累性功能。

造福不少人的手術紅利

內精索靜脈高位結紮術真是造福不少人，可能帶來強化性功能的紅利，這是為何許多陽痿且精索靜脈曲張的患者被我們推薦同時接受本手術的理由，況且能把精索靜脈曲張手術由高位轉為低位，不必傷到腹部肌肉，受術者較能免除恢復期的不適感，筆者的自助手術即用本法。

雖然手術的精緻度更高，門診治療即可，因與現今的不孕症知識不協調，故與健保不重疊而列入本書。如果患者精液分析的指數不佳，其激素定量的參考值異於正常，又被診斷有精索靜脈曲張，是健保認定的標準對象，歸屬要求健保手術是應該的。但如僅因射精量減少，激素的參考值正常，性慾漸低，性交後睪丸不適的人，您所諮詢的醫師不認為有手術的必要，表示不合乎健保手術的要件，不宜強力要求為宜。如只是患者單方面自覺有必要，目標在強化性功能，是醫學未定論的項目，或需自付，可能是本手術的對象。

精索靜脈手術方式

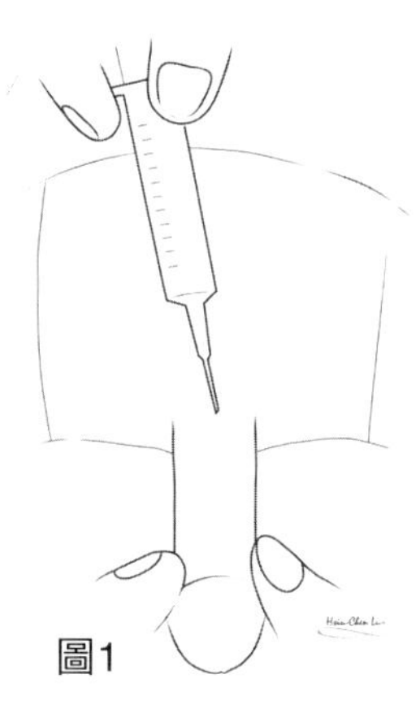
圖1

在下腹橫紋與腹直肌外緣的交點作定位，此處對應腹中「精索」經過處，囑咐病人收縮下腹肌肉，並用指尖仔細觸摸，不難找出正確位置（圖1）。以本點為中心，局部麻醉劑注射約5公分x1公分的矩形區域，確定麻醉藥發揮作用後，橫向切開約3.5公分長的切口，一般外陰部靜脈的環枝靜脈出現在傷口中，未必要犧牲此靜脈，更深層的組織以10毫升針筒注射麻醉劑後，用鉗子擴創到腹外斜肌的筋膜，識別出筋膜外觀如羽毛狀的位置。

通常內外側各有一個略顯粉紅的羽毛狀筋膜，依其纖維走向剪開較外側的部分，依需要再局部麻醉注射，用肌鉤拉開以檢視其紅顏色的腹外斜肌，腳側有白顏色的脂肪組織與肌肉組織，兩者涇渭分明，仔細局部麻醉完全後，用較大型鉗子撐開約3公分的肌肉層，此時務必小心，若用力太深很可能會刺傷深部血管。

此時可看到不難辨識略呈黃白色的精索，連同輸精管的精索一併用直角鉗吊出，這當中若肌鉤放置太深，可能把精索側拉而找不到，若有此情形，下腹動靜脈是最好的指標，所要的精索就在稍外側稍上方的位置，如果不能迅速找到精索，可用較長的直角鉤從頭側把墜下的組織撥開，則能輕易找出該組織。

因為在腹股溝的內環頭側，約0.5公分的精索無組織與腹腔糾纏，從本段吊出精索，雖然患者會稍感疼痛，一般都能忍受。用曲型鉗撐著精索，把3～4條內精索靜脈仔細找出來，用擠牛奶的手法擠壓精索蔓狀叢，對靜脈的清晰能見度非常有幫助，即使細小的淋巴管也可被擠得像鰻魚苗，理論上動脈會跳動，但往往不明顯，不可誤傷。

挑選較大靜脈進行強化懸吊手術

內精索靜脈中我們挑選較大的靜脈進行強化懸吊手術，把該靜脈遠側用3-0絲線綁住，剪掉2～3公分長的靜脈管，腳側部分讓積存的血液被擠出，在其切斷端的腳側0.5公分處結紮牢靠，再將其頭側端與先前更頭側的絲線綁在一起，如此可把因地心引力慢慢拉長的精索變短，又不使其懸吊力量減弱，也能防止靜脈再度自行接通的顧慮。精索歸位後，用3-0或4-0絲線鬆緊適中縫合肌肉層，處理所有出血點後，筋膜層、史卡帕氏層（Scarpa）與皮下層，依序用絲線縫合，最後用4-0或6-0尼龍線縫好皮層。

局部麻醉門診治療即可

這種手術通常需要住院，但我們局部麻醉門診治療即可，本手術既不用電刀也不用吸血設備，我們習慣用6-0尼龍線結紮小靜脈的斷端；同樣的，我們也不用引流管。歷經上千個病例，偶有特例，其中15個患者因心臟疾病長期使用阿斯匹靈抗凝血，另有兩人因心臟瓣膜置換後需服用可邁丁（Coumadin），他們也都圓滿接受本局麻門診治療。

一般人下腹部敏感，局部麻醉時可避開，或認為腹部敏感異常，局麻注射時必痛楚不堪，事實上人體只有表皮與血管才布有負責痛感的自由神經末稍，所以快速進針，緩緩注射可省掉無謂的痛。**有些書推薦先在皮膚層注射出小疹塊，其實這種痛簡直在懲罰間諜，千萬避免。**

本術中必須撥弄敏感的精索，手術中要吊出精索時，位於腹股溝內環的頭側0.5公分，此段恰巧沒有其他組織連接腹腔，如果善用這0.5公分的距離，不但合乎精索靜脈高位手術的定義，且可讓受術者傷害最小、疼痛最少，有益完成本手術。表皮所需傷口3.5公分不嫌小，即使是小腹便便的胖哥，由於其堆積的肥厚脂肪往往止於「下腹橫紋」，所以應用局部麻醉並不困難。本術所推薦的部位，高度恰巧享有低位到可應用局部麻醉，但又夠高到可免除因太低而會遭遇靜脈繁多且雜的麻煩。

將大條內精索靜脈縮短並強化

處理大條的內精索靜脈，強化懸吊力，在放掉積血後，我們主張將大條內精索靜脈縮短並強化，因為單條較大靜脈其強度足以懸吊同側睪丸。若有病人自訴蹲位時睪丸有觸地的情形，術後往往可獲得滿意的改善。我們曾把35位患者的靜脈取下來進行強度試驗，其平均拉力0.91Kgf（0.32～1.68Kgf），這種力量拉升同側睪丸綽綽有餘。相對的，如果只把靜脈剪斷而不強化，則該精索將頓失這股懸吊力，殊為可惜。

術中擠壓蔓狀叢時，應儘量減少病人的不適感，術中巧妙地對睪丸蔓狀叢擠血，非常有益於靜脈現形及排出積血。1995年，我們甚至在患者身上擠出一顆黃黃的石頭，該病人術前的絞痛與一般精索靜脈曲張的鈍痛相當不吻合，此景將我們內心的疑慮澄清。擠血操作中千萬不要壓睪丸，否則患者會承受不起。

術後傷口痛無可避免，打噴嚏將導致不能忍受的痛，但口服止痛劑可克服，打噴嚏或咳嗽時，患者可握拳壓住下腹傷口，否則腹壓劇升所誘導的痛更難消受。

本術必須處理下腹部三層肌肉，為不傷及所支配的神經，縫合傷口時，修補肌肉層不要紮太緊，否則不但術後易因缺血反應導致疼痛厲害，且肌肉組織易變成纖維組織。術中勿傷到「髂腹下神經」（Iliohypogastric Nerve）及「髂腹股神經」（Ilioinguinal Nerve）兩條神經，否則術後腹股溝部會麻木不仁。

精索靜脈曲張被認為不利於睪丸造精，導致精蟲數目減少、活動力減弱及變形，這些現象許多人年輕時即有，我們臨床觀察，其實精索靜脈曲張的影響不限於此，許多陽痿且精索靜脈曲張的患者，也同時被推薦接受本手術。

刺激穴位可迅速獲得緩解

針灸術對本手術之幫助，慣例上我們會運用5～6支針，在數個穴位上留針，一旦病人術中痛楚，刺激穴位可迅速獲得緩解，即使本操作並不能減少疼痛量表指數，但一度慣用的配西汀（Pethidine，Demerol）注射，如今已經不再使用。

本手術有時會發生特例，因患者腹部肌肉及組織肥厚而提高其困難度，雖然我們歷經數百例多沒問題，卻遇過一位外國超級胖哥，不但需腰椎麻醉，且讓我們費盡九牛二虎之力。經此教訓，我們只敢歡迎標準身材或減肥成功的帥哥。

臨床經驗驅動避開肥厚組織之法，2013年之後在恥部縱向切口，皮下斜向兩側，分別拉出精索以利靜脈結紮術，因不需觸及腹部肌肉及結締組織，術後1周疼痛與下腹肌伸展誘發的不適感全免，雖施術更需技巧，但受術者受益更多。

進行陰莖延長加大術的原因

此類手術起源於1970年代，起初只是為美容效果，漸漸被廣泛採用，我們描述的方法與傳統方法不同，傳統的方法包括：剪斷懸繫帶，在皮層倒V-Y型整型術以利增長，用於陰莖加大的自體脂肪組織來自下腹部或臀部，有人採用這兩處的皮瓣加到陰莖幹以達增粗效果。我們所描述的技術則用自體包皮來取代大部分後來會被吸收且會引發組織呈塊狀反應的脂肪組織，故陰莖的增大量與包皮皮瓣的量成正比。

術後人人加大，但增長僅見於77.6%的患者。我們曾遇一位病患，他很不滿意龜頭相對於陰莖幹變粗後，「小巫見大巫」的困窘，這也許能由注射透明質酸凝膠（Hyaluronic Acid Gel）獲益，但有待觀察。本術不用V-Y型皮瓣手術（V-Y Advancement Flap），因其手術精準難拿捏。兩個90°Z型皮瓣法（Z Advancement Flap）會造就出較寬廣的陰莖基部，由於基部恥毛濃密，至少15個病人描述可增加刺激的情趣，果真如此，這種現象不該被視為這項手術的「紅利」嗎？

潘君24歲，身材略胖，陰莖鬆弛時長度5公分，周徑3.5公分，勃起時陰莖長度11公分，周徑7公分。自述服役時常覺得那話兒慘輸伙伴，最近安撫不了「小看自己」的心而來諮詢。這是尋求陰莖延長加大手術之一例，他發育不差，因為皮下脂肪有份量，陰莖幹沒入體表比較多，其實他如略為減重，是不需手術的。

陰莖尺寸要夠看還是夠用？

論性器官敏感度，女性陰道前三分之一才敏感，光靠想像即能達到高潮的境界，男性陰莖個體間的差異很大，但龜頭與嬰兒的頭顱相比，立刻讓人明白「小巫見大巫」的定義，難怪有些目擊自家太座生產的先生，因觀看產道可容嬰兒頭後，自慚形穢而陽痿良久，有人被此心魔折騰經年，所以陰莖尺寸夠看還是夠用？男女雙方存乎一心，男性如果堅信自己的命根子太抱歉，注定心理很受傷，而心理被好大所佔據的女性，也已形成主觀一族。難怪陰莖延長加大手術應否進行，在醫界一直無法免除爭論，不僅難以界定手術的對象，且術後效果不但難以量化，滿意度更深受病人主觀所影響，因此手術效果未必令人滿意，衍生醫療糾紛並不令人意外，醫病雙方都在冒險，望各界多深思此現象。

當今的醫術，針對此手術所用的填充物，有用人工皮、脂肪細胞、注射透明質酸凝膠等方法，但均不如期望，近來有人宣稱幹細胞效果不錯，其實本療法還在實驗室掙扎，且臨床上極少遇見必須接受手術的患者，所以我們不推薦本術。

若勃起的陰莖長度少於9公分或周徑少於7公分，則可考慮手術。切記「絲瓜很想變冬瓜，自我看來很自誇，管他鈔票大把花，不能如意把狂抓」，基於人類陰莖解剖的創新，筆者研發一種真正能延長加大的門診手術，以深背靜脈及海綿體靜脈為白膜的內環層，用外腹斜肌筋膜（Aponeurosis of External Oblique）當作白膜的外環層，少數確實需要者可用，因案例數目及追蹤時間仍不足以下結論，故不在本書詳述。

不推薦本術是因為我們漸漸體悟男性陰莖勃起功能遠比尺寸來得重要，況且陰莖延長加大手術其效果未必穩定，需要性各家仍有爭論。對於某些特定患者，如需要手術，我們建議就採用此法，或最新能加粗陰莖海綿體的方法，因為包皮皮瓣解剖上位置相近，組織學上特質相同，神經學上屬同一系統，不僅能防止移植組織被吸收，又能保有陰莖原有的感覺。本術可門診局麻治療，享有隱私保障、安全無虞的優點。除了生理條件需仔細挑選，心理評估方面，較長期觀察受術者都是刻不容緩的，不論醫師或患者在術前都需仔細斟酌。

陰莖延長加大手術方式

先施行第一個包皮環切並擴創到巴氏膜，全用6-0尼龍線結紮（最多可達29條）冠狀溝後靜脈叢的小靜脈，在陰莖幹中部進行第二個環切，沿包皮腹側正中線切開皮瓣，此時包皮瓣成型。在腹下10公分，

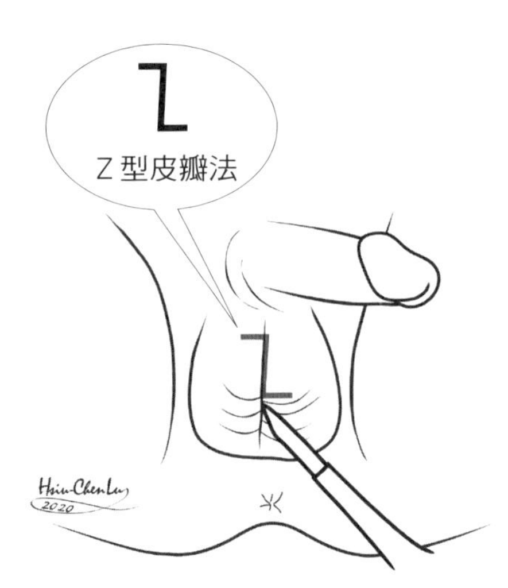

以縱向傷口往陰莖方向切開所有皮層，依需要將陰莖靜脈截除，用6-0尼龍線結紮，將懸繫帶切開並拉長，以6-0尼龍線把陰莖恥骨皺摺頭側3公分位置的皮層，與懸繫帶的斷端固定好，皮瓣層則用5-0羊腸線縫好。在陰莖恥部區處理好第一個90°Z型皮瓣法，以利於皮層的延長作用，同法在陰莖陰囊交界處做第二個90°Z型皮瓣法。

關於第二個90°Z型皮瓣法的設計說明如下：完成第一個包皮環切傷口，並擴創到巴氏膜，所有冠狀溝後靜脈叢的小靜脈被分離後，用6-0尼龍線牢固結紮。在陰莖幹中段完成第二個包皮環切，沿腹側正中線縱向切開後，即產生包皮皮瓣。由陰莖中間沿背側往恥部切開迄陰莖恥骨皺摺頭側6～7公分為止，切斷懸繫帶以利增長。接著把包皮瓣90°旋轉，並縫到陰莖恥部皺摺頭側2～3公分處。在恥部完成第一個90°Z型皮瓣法，用5-0羊腸線或6-0尼龍線縫合皮層。同法在陰莖陰囊交界處完成第二個90°Z型皮瓣法。上圖標示的位置即90°Z型皮瓣法的切口。

恥部附近組織含有豐富的彈性，其調適方法為，組織鬆緊度的問題由90°Z型皮瓣法解決，至於縫線部分，也許有人主張應用拉力較強大的粗縫線，但我們堅持主張應用5-0羊腸線或6-0尼龍線縫皮層，6-0尼龍線結紮血管。

冠狀溝後靜脈叢小靜脈結紮以後的效果：冠狀溝後靜脈叢多達29枝小靜脈，仔細分離出來並全部用6-0尼龍線結紮，其後龜頭回血經由尿道海綿體，難怪龜頭漸漸增大，雖然本現象待進一步證實，但我們因受術者的反應，而認定此舉將致使患者「日漸頭大」。

術後陰莖幹加粗，包紮有困難度，由於包皮瓣增粗陰莖幹，所以我們將包好的紗布沿龜頭後方用4-0絲線縫紗布，鬆緊適當的包紮以防龜頭內縮。縫線時只能細細縫，以免掐緊包皮導致缺血性壞死。本術術後1周中需全陰莖包紮，術後3天請患者回診換紗布，同時檢查龜頭是否內縮，如有此情況，必須將龜頭復還，一旦黏連1周，則除非麻醉，否則無法讓變形的陰莖復原。

對每位患者均需進行心理評估

陰莖長度丈量迄今無統一方法，測得的自然長度無關於勃起長度，我們盡最大可能要求精準，病人自感滿意與實際尺寸常相去甚遠。專家建議，陰莖平時長度少於4公分，且勃起時短於7公分，應接受此類手術，我們的病人只要陰莖勃起長度不多於9公分或勃起周徑少於7公分，我們會接受其手術的要求。因為病人往往態度堅決，所以對每位患者均需進行心理評估，醫師必須正視其深植於心「小看自己」的自卑，此外儘管手術可靠，還是要與患者討論各種可能發生的併發症。如術後很容易發生淋巴腫現象，就算術中我們細心保留淋巴管，仍有兩位患者術後有陰莖淋巴腫的情形，所幸包紮妥善，抬高陰莖即能自然痊癒，但療程需長達10個月之久。

本術最擔心陰莖麻木不仁的併發症，故手術全程須格外留意不傷害神經，事實上，隨心所欲的顯微手術能力才能達到精準的境界。背神經的完全保留是保障感覺的先決條件，在85例患者中，迄今沒有陰莖感覺變鈍的現象。

陰莖平均加粗1.5～2.5公分

手術時間雖長，但局部麻醉門診治療即可，我們發展可用局麻門診手術的本法，足可讓人保障隱私，不得不歸功於腎上腺素，此物被加入局部麻醉劑是許多人合力反對的，但經我們應用到數千個臨床病例，僅出現1個病例有術後出血情形。術中若遇會出血的小血管，我們主張使用6-0尼龍線著實結紮好，而非大家慣用的電刀侍候，吸血設備抽乾。

局部麻醉門診手術前需注意，術後會有血腫現象，唯一患者是長期服用阿斯匹靈者，所以即使本術屬於門診局麻，仍需詳細了解其用藥資料，並預先測定血小板及凝血值。禁止吸煙1周，在一位老菸槍身上，我們發現其包皮瓣的角邊壞死，故要求有抽菸習慣的受術者至少戒菸1周。

我們追蹤所有85位患者的後續復原情況，追蹤期3個月～4年之間，平均值顯現，陰莖加粗1.5～2.5公分（平均2.1公分）；長度方面，其中66例增長1.1～2.5公分（平均1.6公分），但有18例無效，一位71歲的患者則抱怨不增長反變短，回顧其術前即有包皮慢性發炎的情形。

亦即98.8%的患者有增長加大，但「自感有收穫」機率則降為77.6%。推論統計的測驗顯示本手術是有意義的，但主觀感受無法計量。兩位患者分別有術後淋巴腫現象折磨6及9個月，所幸均僅用包紮即自然痊癒。受困勃起功能障礙的患者57人，同時接受陰莖靜脈截除術，56人效果顯著，僅有1例術後有血腫現象，但完全未出現感覺變鈍或發炎等可能併發症。

人工陰莖延長加大術的評估

周先生68歲，退休公務人員，兩年半前因陽痿而接受半硬式人工陰莖植入術，當時半身麻醉，住院3天，術後6周開始恢復性生活。經醫師解釋，原本以為人工陰莖植入後可達強大的效果，可惜術後除了有較好的硬度，陰莖幹卻變短，性交時因海綿體不容易充血而缺乏脹大感，龜頭充血不良及有冰冷感，使他耿耿於懷而影響性趣，55歲的妻子稱無差異。他經由一位植入可折式人工陰莖的朋友知道局部麻醉門診治療即可，且術後性交時海綿體能膨脹如昔，因此來門診諮詢。

植入人工陰莖時，因術者必須以擴張器撐開患者的海綿體，原本有能力膨脹的海綿體被植入物體取代，此即筆者一貫主張，擴張到足以置放植入體即可，如植入體是硬式者，甚至可以把它當擴張器。以機械原理的認知，陰莖幹變短是合理的，但縮短的長度非常有限，至於變瘦的陰莖幹雖然程度可能較多，如對患者形成揮之不去的陰影，恐怕也是主觀成份居多，然而這不是用道理就能說服人的課題。因此患者堅稱植入人工陰莖後其陰莖長度大不如前，龜頭有冰冷感且塊頭縮小，如長時間不能免除心魔，可考慮本手術。人工陰莖植入後，常有抱怨前述症狀的患者，常見於三件式人工陰莖植入術的患者，因為手術過程中術者必須儘量撐開患者的海綿體，以便安置植入物。

當然手術方法不限於書中的描述，因為已植入人工陰莖，容許將其周圍的白膜環切，將人工陰莖加長或換更長的，再以人工皮、深背靜脈、海綿體靜脈或外腹斜肌筋膜，環接白膜，確實有實質延長加大的效果，可惜工程浩大、術程更久，不但破財，還有增加傷口感染的風險。

在龜頭後方完成背側的半環切，所有居於陰莖白膜及巴氏膜之間的小靜脈，亦即屬於冠狀溝後靜脈叢全被分離，並以6-0尼龍線結紮；接著在恥骨部縱向切開傷口，以利第一個90° Z 型皮瓣法的執行，此舉可使表皮有往陰莖方向推移的作用。

切斷懸繫帶並把附著的膠原纖維剝離，不可切斷弧型韌帶，否則恥骨海綿體肌可能被傷害，這些步驟可使陰莖幹盡量釋放出來，同時將深背靜脈、海綿體靜脈、動脈旁靜脈逐個以6-0尼龍線結紮，其皮層則用5-0羊腸線縫合。在陰莖陰囊交界處完成第二個90° Z 型皮瓣法，以利放長陰莖幹。經此手術，龜頭部及陰莖體能明顯脹大，但延長程度有限。

本術兼具有延長的作用

本手術能使龜頭部有膨脹感，研究顯示：冠狀溝後靜脈叢的小血管數目可多達29條，將其悉數結紮會將龜頭回血改道尿道海綿體。難怪術後龜頭有加大現象，可能因為血液更豐盛而不再有術前的冰冷感。

本術也有加大的效果，把深背靜脈、海綿體靜脈及動脈旁靜脈在陰莖門部處結紮，術後陰莖海綿體的回血被導入尿道海綿體，並有些移往淺背靜脈，亦即性交時澎湃的血液會被引導到交合段，這足以說明何以植入人工陰莖的患者術後有加大現象。

本術亦兼具有延長的作用，術中應用兩個「90° Z 型皮瓣法」，人體中一般的 Z 型皮瓣法僅述及至多75°的設計，但在外陰部因其組織彈性特別優秀，90°的設計不但效果傑出，且「因地制宜」， 是非常特殊的創見。

第12章

常見陰莖靜脈截除術 Q&A

Q1 為何會陰莖靜脈滲漏？有方法可預防嗎？

A：從1985年我們就發現陽痿就診者，20～30歲與50～60歲的人特別多，懷疑先天靜脈血管異常的分布是年輕族群的「禍根」，老化的進展是50～60歲族群的宿命。

1986年之後接受陰莖靜脈截除術者逾3千例，龐大的病人群分析，同樣的必須考慮先天與老化兩因子，最年輕的受術者才19歲，他在高一時即不是處男，自稱僅有8個月的正常性生活，此後即深受「舉而不堅，堅而不久」的困擾，2009年10月有位23歲的瑞典大學四年級學生，不遠「萬里」來台北市接受陰莖靜脈截除術，自述11歲開始每日自慰二回，14歲即雄風不再。

「年紀輕輕、陽痿上身」者在醫學文獻有20%的報告，現今各國的醫學專家共同認定，他們全部是心理因素惹的禍，然而，我們的臨床經驗顯示，幾乎都是陰莖靜脈滲漏的受害者，他們的海綿體造影圖顯示靜脈血管直接引流陰莖海綿竇，而且這些靜脈異常發達，術後「立竿見影」重建雄風，長久以來不少受惠者抱怨，在尋求我們的診療之前，都被歸類「不勇敢」的心因性陽痿患者，亦即問題出在腦袋，經靜脈截除術後他們宣稱因為人生由「黑白變彩色」，認定是靜脈滲漏惹的禍；有人提問，有無區分靜脈滲漏與心理因素致痿的方法？

迄2002年我們才在無生命的人體陰莖進行陰莖靜脈截除術前後的流體實驗，證實陰莖靜脈是扮演勃起功能的超級主角；至於年紀大的病人群，有兩位沒有糖尿病、高血壓等慢性病的90歲患者，接受靜脈截除手術後自稱「老當益壯」，所以靜脈因素似乎是勃起功能障礙的主要病因，看來陽痿不是「老年人的專利、年輕人能免疫」。

至於預防方法，抱歉之至，醫學至今尚未找到可靠的方法，不過健康的飲食、適度的運動及良好的生活習慣等，對於身體各部門的養生都有概括的正面作用，但一位美國密蘇里大學24歲的美式橄欖球員及一位23歲的英國拳擊手，2010年6月與7月分別來台接受陰莖靜脈截除術，誰說運動能打敗陽痿？

Q2 施行陰莖靜脈截除術會否留下疤痕？

A：手術僅在恥骨部縱向切開約3公分的傷口，術後約1個月恥毛長回原狀，更難找到傷口。有些專家批評這麼小的傷口無法擴大範圍揪出靜脈，其實根據外陰部淋巴管的分布，我們認定刀口必須縱向，否則若改用橫向傷口，將有傷害更多淋巴管導致術後陰莖淋巴腫的情形，因此在這精緻的器官上動刀，術者必須先具備顯微手術技巧及銘記於心陰莖微細解剖構造的知識。

1993年有位57歲的病人，術後3個月宣稱其妻努力為其命根子「驗傷」，由於遍尋不著手術傷口，大力讚美我們手術功力精湛；我開玩笑地回答：你們二人真無聊，竟把寶貴的時間浪費在找傷口上。手術後通常不會有明顯的傷痕，但極少數的人有「增生疤」的特殊體質，可能長出醫病雙方都不能接受的疤，則醫者必須用整型的方法克服，迄今不是大問題。

Q3 這是個精密而冗長的手術，是否需要很複雜的醫療設備？

A：陰莖靜脈截除術雖與其他靜脈手術同名，但方法完全不同，本術以「局部麻醉、傷口迷你、尊重組織、門診治療」為手術方針，手術中禁止使用電刀、免用吸血設備，完全仰賴精密的手法及技藝，可說「九成靠技藝、一成靠器具」，這些不複雜但特殊的器具是必備的，是個人改良設計而來，依據我們所推薦的手術藍本，以純粹局部麻醉即能完成這種手術。

本手術必備器械包括：以零號砂紙處理過的圓頭蚊鉗，兩枝長鴨嘴板直角鉤；因為只有長鴨嘴板，否則將不足以達到深度距恥部表皮仍有7公分以上的血管。器械必須精緻到只能剝開周血管包膜，但不刺傷薄弱的靜脈壁，千萬不要使用粗糙的蚊鉗，以6-0的尼龍線牢固結紮靜脈端，所使用的磁針器必須是無齒的。此事宛如想要修好手錶，不可採用汽車修理廠的器械，因為本手術的精緻勝過修手錶，因為簡直在修復會出血的手錶，這些器械是多年來精心修改而成的。

但是「工有專門，器有專用」，有心操作本術的術者，必須具備這些專用器械，手術燈也必須是可以照透小而深的無影燈，而非看起來外觀很豪華的多元照明燈。由於可以採用純局部麻醉，所以關鍵在於完美的手術，所需器械不是「金碧輝煌、裝潢華麗」的流行風。

Q4 手術後病人需要做什麼來加強效果嗎？

A：術後病人每日需練習配合呼吸來收縮會陰的運動，亦即以手指握住龜頭，依自然勃起方向適度拉扯陰莖，同步縮肛，若感受拉扯力量更強，表示要領正確。一旦掌握要領，隨時隨地都能進行這種縮肛運動。

Q5 陰莖血管手術被國際認為僅適用於約1%的病人，什麼人適用？

A：經由長期龐大病人群的經驗，這項手術對絕大多數陽痿患者都適用，但術前必須經過雙套海綿體造影術的證實。2004年之後，我常接受遠度重洋的洋人患者，我們約定如果雙套海綿體造影術無法顯示靜脈滲漏，則不執行該術式，迄今數十人無人例外。我回顧文獻，1989年美國泌尿學雜誌，刊登加州大學洛杉磯分校的報告，顯示極大部分陽痿的患者都有嚴重的靜脈滲漏，相同的結論常見其他人的後續報告。

更令人訝異的是，2004年美國男性學雜誌刊載由伊利諾大學研究「老菸槍致痿」的報告，發現動脈功能受損的預期根本不存在，只發現典型的靜脈滲漏，靜脈病因由我們證實是致痿的超級主角。傳統解剖書上所說人身有兩個終端動脈器官：「視網膜」與「腎臟」，我們認為陰莖的「海綿竇」更應被列入。

人體視網膜日夜輪班，腎臟24小時無休，但陰莖海綿體絕大部分時間在「休眠」，難怪我們發現海綿體極少動脈全部「摃龜」的情形，大部分病人均合乎「舉而不堅，堅而不久」的景象，較少人的海綿體為完全報廢，亦即大部分患者均能受術。

06 因為心臟問題而長期服用阿斯匹靈，會影響手術嗎？

A：長期服用抗凝血劑如阿斯匹靈、可邁汀等藥物是常見的，這些藥物當然不利於手術，若病情許可，建議術前1周停藥。

Q7 陰莖靜脈截除後，陰莖的血液循環怎麼辦？

A：術後，龜頭部回血途徑改由尿道海綿體及淺背靜脈，術時不僅要曉得區分動靜脈，而且要懂得保護尿道海綿體及淺背靜脈，我們所截除的靜脈是直接與海綿體相通的，亦即與勃起相關的靜脈才是被手術的對象，本手術唯有保留該保留的靜脈，才能避免水腫等併發症，這也是本術的關鍵技術。

Q8 手術過程會不會因失血太多而需要輸血？

A：因為血液會妨礙視覺，如果術中失血到需要輸血的程度，怎可能完成該手術，更不可能採用門診手術。手術中既然不用電刀，也不備吸血工具，其實手術的失血量微乎其微。海綿體原本善於出血，但我們以巧妙的手法控制，能把電刀擱置一旁，必有把握之道，甚至可在類似救護車的設備環境中完成。

我手術過多位香港股商，2003年3月有位1933年出生的董事長，行前緊張兮兮電詢輸血問題，我告訴他，迄今無人失血量超過10毫升，我希望他別為破我記錄而來。他開懷輕鬆受術，如今為忘年之交。

09 陰莖靜脈截除後若效果不理想，可否進一步裝人工陰莖？

A：因為靜脈手術絕不植入任何人工材料，是治療勃起功能障礙最自然的方式；靜脈截除的對象僅限於白膜外與勃起相關的靜脈管，被白膜所密封的海綿體完全不被侵犯，本手術幾乎不改變陰莖層次分明的組織結構，術後若主觀效果不理想，當然可進一步裝置人工陰莖。而一旦裝了人工陰莖，不太可能回頭尋求其他更合乎自然的治療方式。

Q10 病人在局部麻醉恢復後會否劇痛？

A：陰莖靜脈截除術後，由於我們必定提供口服止痛藥，足以消除這些不舒服感；術後的輕微疼痛是組織反應的生理現象，通常在24小時後會改善，倒是因為術後陰莖勃起能力強化，夜間陰莖膨脹所誘發的疼痛無可避免，雖不嚴重但無從消除，不過僅發生於睡眠時。任何手術肇致發炎的組織都會誘導疼痛，甚至抽痛，但這種疼痛清醒時也會感受到，兩種疼痛是不同的。

Q11 手術後何時可以恢復性生活？

A：術後3周內不宜恢復性交。有位病人術後興奮於勃起景象，術後5天紗布猶在竟然用起來，其後兩個月不再勃起得令自己滿意，而焦慮來門診詢問；另有位73歲已退休的高階警官，69歲勃起功能開始退休，術後不顧休息3個月的吩咐，1個月就開張，我只能搖頭。

我們常告誡患者術後陰莖需有痊癒期，水泥未乾踩它一腳絕不明智。術後唯有在白膜組織康復，軟化而重回彈性，才有可能展現正常的勃起能力，少數患者或許體質特殊，加上生理因素，完全復原期長達10個月之久，甚至有位40歲的患者，術後兩年才達到真正理想的狀態。總之，勃起時沒有不暢快感，才是恢復性生活的時機。

Q12 本術採用局部麻醉門診治療，為何需要禁食？

A：由於本術耗時可能長達6小時，要求無菌的環境是手術的原則，任何排尿不可能無菌，為防術中病人尿急所引發的不便，即使我們採用局部麻醉門診手術，仍要求患者術前8小時禁食。

Q13 聽說手術時間很長，久臥不舒服可以動一動嗎？

A：本手術需3～6小時，精密度是超顯微層次，若病人不耐久臥而想移動身體，局部麻醉的情況下想移動身體當然沒問題，但務必先通知術者，以免劇烈震動而不利於施術，猶如在劇烈地震情況下施工，品質當然不保。

Q14 做包皮手術後睡眠會被陰莖脹痛所干擾，本手術是否有相同情況？

A：陰莖靜脈截除術後，由於海綿體勃起能力變強；正常男性夜間陰莖膨脹約有2～7次，每次可有15～60分鐘以上的榮景，故本手術後，患者往往因夜間脹痛而睡眠不佳，這情形1～2周後會自動改善。其實這是手術效果的正向指標之一，所以我們常開玩笑告訴患者「吃得苦中苦，方為人上人」。

Q15 術後陰莖幹沒有傷口，為何要包紮？

A：因為本手術的範圍從陰莖冠狀溝到恥骨下腳，亦即全陰莖幹都被手術，儘管外觀傷口迷你，內部組織確因手術而受影響，所以我們主張術後1周內包紮全陰莖。因為陰莖的包紮難易程度因人而異，龜頭陰莖幹的比例是重要關鍵，比例越好的人越容易包紮，身體的胖瘦也是另外一個因素，啤酒肚越明顯的人就算術後包紮得很完美，但之後紗布被擠掉的機會頗高。

Q16 本術術後是否需要拆線？

A：病人術後需回門診換藥1～2次，1周拆線；但如果遠程或其他因素不便回診拆線，我們會採用可於10～14天被組織吸收的羊腸線（俗稱肉線）。近年來南北歐、北美、澳洲來者絡繹不絕，有人在台灣只停留26小時，已預計不拆線。

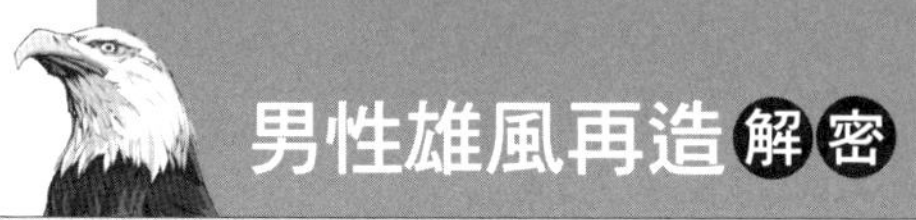

Q17 如果患者原本包皮過長，可否一起作包皮手術？

A：接受陰莖靜脈截除術的患者如果包皮過長，往往造成陰莖包紮困難，且易發生術後腫脹的現象；因地心引力影響，且陰莖處於心臟下數十公分，一旦發生腫脹，待其痊癒通常需曠日費時；所以遇到包皮過長的患者，我們會要求他們接受包皮手術，因已做好局部麻醉，所以不需再額外麻醉，可說一舉兩得。

Q18 術後如不方便回診，可DIY自理傷口嗎？

A：如果是來自歐美澳等自來水能生飲的國家，則維持手術的紗布3日，以抗菌藥膏塗抹傷口後可開懷沖澡；如果是來自自來水不能生飲的國度，建議5日不沖澡，拆除手術紗布之前務必保持整潔，避免擦拭會、外陰時弄溼；排尿若像蓮蓬頭撒水，為了不讓尿液滴溼紗布，可用剪去底部的紙杯緊貼尿道口，讓亂噴的尿流被導引向前。此期間如果紗布掉落或龜頭縮回紗布內，去之無妨，以滅菌紗布DIY自換包紮傷口，解尿時不可用手指接觸傷口。此後至羊腸線脫落之前，沖澡前後均以抗菌藥膏塗抹傷口即可。

結語

1985年以來，筆者頑冥於此崎嶇路，顛簸而行，旅程中淪為「孤鳥」，疏忽家庭的經營，也如文中所述未順應內人放棄的睿語，而今3868頁的2018年《生殖百科全書》（Encyclopedia of Reproduction, 2nd edition），作者應邀貢獻44頁，含括35年來主要的革新內容，謹將此書獻給愛妻董永春、女兒許丹菱、男兒許智源與許智嘉，尤其一路鼓勵我的1927年出生的岳母董李秀芝；銘謝中國醫大盧組長秀禎造極的製圖，才能讓本書付梓。

感謝西方學者幾十個世紀努力研究「命根子」，無意間留下許多「關鍵破綻」，同時感謝老祖宗的針灸術，才能拯救「命根子」術程中，完全保障病人的「性命」安全；感謝網際網路超國界的威力，不被江、山阻隔，才讓美、歐患者陸續來台就醫，「證成功、拒發炎」之道，關鍵在於術程完全禁用電燒，以筆者1985年即練成將熱血限制在海綿體之基本功，何需電燒？筆者戲曰：不論白鳥黑鳥，都有機會來臺當候鳥，筆者絕不把他當伯勞鳥。茲模仿岳飛「滿江紅」，自撰「滿天紅」與讀者共享，並與年輕有志的醫師共勉，敬請不吝指正。

滿天紅

諸法勇冠，憑技術，巧妙止血。待望遠向天祈禱，有教無類。
七十功夫好與壞，八千愛侶樂融融。
莫蹉跎，枉了壯年頭，空淒切！
陽痿禍，猶未除，醫者憾，何時免。用綁線修補，滲漏缺口。
立志為人除隱疾，笑談局麻竟療程。
待重來，恢復君功能，成人美！

推薦讀物

1.許耕榕等，診治陽痿的新發展; 當代帶醫學雜誌 1987; 14(8): 16-21.
2.許耕榕等，局部麻醉術在陰莖手術的應用；台北市醫師公會刊 2003, 47(4): 56-60.
3.許耕榕等，人類陰莖構造的革新與外科學意義；台北市醫師公會刊 2004; 48(3): 40-44.
4.許耕榕等，陰莖解剖學的新見解及其臨床應用價值；台北市醫師公會刊 2004; 48(6): 61-66.
5.許耕榕等，門診人工陰莖植入術：應用創新的陰莖腳阻斷法；台北市醫師公會刊 2004; 48(8): 52-57.
6.許耕榕等，電燒對於陰莖海綿體的不良影響；台北市醫師公會刊 2005; 49(2): 45-50.
7.許耕榕等，陰莖靜脈的演變：可以再生嗎？台北市醫師公會刊 2005; 49(2): 51-55.
8.許耕榕等，陰莖靜脈扮演堅硬勃起的樞紐角色．台北市醫師公會刊 2005; 49(5): 65-70.
9.許耕榕，許耕榕顯微手術功能研究基金會簡介．台北市醫師公會刊 2005; 49(7): 50-52.
10.許耕榕等，陰莖靜脈手術與口服威而鋼的加成效果．台北市醫師公會刊 2006; 50(3): 22-29.
11.許耕榕等，陰莖遠端韌帶：比較解剖學的見解．台北市醫師公會刊 2006; 50(4): 40-45.
12.許榕等，能治癒陽痿的陰莖靜脈手術何處去？台北市醫師公會刊 2006; 50(9): 39-49.
13.溫柏樺，許耕榕：www.tand.org.tw --> 學會出版品 -->2007 年 4 月第五卷第九期 --論文得獎人感言；臺灣男性醫學會會（季）訊 .
14.許耕榕等 ,真正的陰莖延長加大手術:初步報告，國際性醫學會亞太分會第十三屆大會摘要(2011年11月19日) P134。
15.姜宜妮,林佳達,溫柏樺,許耕榕---> 學會出版品 -->2013年 1月第七卷 第八期: 勃起功能障礙的靜脈手術治療.許耕榕等, 兩件式人工陰莖植入手術:台灣男性學會網站http://www.tand.org.tw/publications/into.asp?/564.html
16.許耕榕,人類陰莖陰莖解剖學.台大醫學院景福醫訊; 2017年12月; 34(12): 13-16.
17.許耕榕, 能癒多數陽痿的台版陰莖血管手術.台大醫學院景福醫訊; 2018年6月; 36(6): 13-16.
18.Hsu GL. Chen SC. Wang CL. Analysis of the results of reconstructive surgery for vasculogenic impotence. Journal of the Formosan Medical Association. 87(2): 182-7, 1988.

19.Tsai TC. Hsu GL. Chen SC. Wang CL. Chen CL. Clinical significance of anatomy of penile deep dorsal vein. Journal of the Formosan Medical Association. 87(12): 1187-90, 1988.
20.Lin MC. Hsu GL. Chen SC. Wang CL. Tsai TC. Role of Doppler ultrasound in the evaluation of penile hemodynamics in male impotence. Journal of the Formosan Medical Association. 87(10): 960-5, 1988.
21.Hsu GL, Brock G, Martinez-pinerio L, Heyden BV, Nunes L and Lue TF: The three-dimensional structure of the human tunica albuginea: anatomical and ultrastructural level. International Journal of Impotence Research. 4:117-29; 1992.
22.Martinez-Pineiro L. Trigo-Rocha F. Hsu GL. Lue TF. Schmidt RA. Tanagho EA. Response of bladder, urethral and intracavernous pressure to ventral lumbosacral root stimulation in Sprague-Dawley and Wistar rats. Journal of Urology. 148(3): 925-9, 1992.
23.Trigo-Rocha F. Hsu GL. Donatucci CF. Lue TF. The role of cyclic adenosine monophosphate, cyclic guanosine monophosphate, endothelium and nonadrenergic, noncholinergic neurotransmission in canine penile erection. Journal of Urology. 149(4): 872-7, 1993.
24. Hsu GL. Brock GB. Trigo-Rocha F. Martinez-Pineiro L. Lue TF. Combined cavernous compression device and arteriovenous-cavernous fistula: a chronic canine model. Journal of Urology. 149(6): 1564-7, 1993.
25.Brock G. Nunes L. von Heyden B. Martinez-Pineiro L. Hsu GL. Lue TF. Can a venous patch graft be a substitute for the tunica albuginea of the penis? Journal of Urology. 150(4): 1306-9, 1993.
26.Martinez-Pineiro L. Trigo-Rocha F. Hsu GL. von Heyden B. Lue TF. Tanagho EA. Cyclic guanosine monophosphate mediates penile erection in the rat. European Urology. 24(4): 492-9, 1993.
27.Martinez-Pineiro L. Brock G. Trigo-Rocha F. Hsu GL. Lue TF. Tanagho EA. Rat model for the study of penile erection: pharmacologic and electrical-stimulation parameters. European Urology. 25(1): 62-70, 1994.
28.Hsu GL. Brock G. Martinez-Pineiro L. von Heyden B. Lue TF. Tanagho EA. Anatomy and strength of the tunica albuginea: its relevance to penile prosthesis extrusion. Journal of Urology. 151(5): 1205-8, 1994.
29.Trigo-Rocha F. Hsu GL. Donatucci CF. Martinez-Pineiro L. Lue TF. Tanagho EA. Intracellular mechanism of penile erection in monkeys. Neurourology & Urodynamics. 13(1): 71-80, 1994.

30.Hsu GL. Brock G. von Heyden B. Nunes L. Lue TF. Tanagho EA. The distribution of elastic fibrous elements within the human penis. British Journal of Urology. 73(5): 566-71, 1994.
31.Trigo-Rocha F. Donatucci CF. Hsu GL. Nunes L. Lue TF. Tanagho EA. The effect of intracavernous injection of potassium channel openers in monkeys and dogs. International Journal of Impotence Research. 7(1): 41-8, 1995.
32.Trigo-Rocha F. Martinez-Pineiro L. Donatucci CF. Hsu GL. Lue TF. Tanagho EA. Sodium nitroprusside: physiologic effects as a nitric oxide donor in three species. International Journal of Impotence Research. 7(1): 49-56, 1995.
33.Martinez-Pineiro L. Dahiya R. Brock GB. Hsu GL. von Heyden B. Lue TF. Chronic penile denervation in the rat: effect on cavernous tissue morphology and function. International Journal of Impotence Research. 7(3): 165-74, 1995.
34.Brock G. Hsu GL. Nunes L. von Heyden B. Lue TF. The anatomy of the tunica albuginea in the normal penis and Peyronie’ s disease. Journal of Urology. 157(1): 276-81, 1997.
35.Akkus E. Carrier S. Baba K. Hsu GL. Padma-Nathan H. Nunes L. Lue TF. Structural alterations in the tunica albuginea of the penis: impact of Peyronie’ s disease, ageing and impotence. British Journal of Urology. 79(1): 47-53, 1997.
36.Hsu GL. Chen SH. Weng SS. Out-patient surgery for the correction of penile curvature. British Journal of Urology. 79(1): 36-9, 1997.
37.Brock G, Hsu GL, Nunes L, von Heyden B, Lue TF. The anatomy of the tunica albuginea in the normal penis and Peyronie's disease. J Urol. 1997 Jan; 157(1):276-81.
38.Hsu GL. Wen HS. Hsieh CH. Liu LJ. Chen YC. Traumatic glans deformity: reconstruction of distal ligamentous structure. Journal of Urology. 166:1390, 2001.
39.Hsu GL. Wen HS. Hsieh CH. Chen YC. Liu LJ. Chiang HS. Distribution of erection-related veins in human penis. New Taipei Journal of Medicine. 3 (4): 245-252, 2001.
40.Hsu GL. Hsieh CH. Wen HS. Chiang HS. Penile Venous Anatomy: Applications for Erectile Disturbance. Asian Journal of Andrology. 4(1): 61-66, 2002.
41.Hsu GL. Hsieh CH. Wen HS. Curvature correction in patients with tunical rupture: a necessary adjunct to repair. Journal of Urology. 167:1381-3, 2002.
42.Hsu GL. Hsieh CH. Wen HS. Chen YC. Liu LJ. Kang TJ. Yang SD. Chiang HS. Penile enhancement: an outpatient technique. European Journal of Medical Sexology. 11(39): 6-10, 2002.

43.Hsu GL. Hsieh CH. Wen HS. Hsieh JT and Chiang HS: Outpatient surgery for penile venous patch with the patient under local anesthesia. Journal of Andrology. 24:35-39,2003.

44.Hsu GL. Hsieh CH. Wen HS. Chen YC. Chen SC and Mok MS: Penile venous Anatomy: An additional description and its clinical implication. Journal of andrology. 24:921-927, 2003.

45.Hsu GL. Hsieh CH. Wen HS, Hsu WL and Chen CW: Anatomy of the human penis: The relationship of the architecture between skeletal and smooth muscles. Journal of Andrology. 25:426-431, 2004.

46.Hsu GL: Revision der mikroskopischen Anatomie mit klinischen Bezügen. Andrologen info. 2004; Juni: 86-89.(An internet issue is also available in the website:www.andrologen.info). (Invited review article by president of Germany andrology association)

47.Hsu GL. Hsieh CH. Wen HS, Chen SC, Chen YC, Liu LJ, Mok MS and Wu CH. Outpatient penile implantation with the patient under a novel method of crural block. International Journal of Andrology. 2004; 27:147-151.

48.Hsu GL, Hsieh CH, Wen HS, Hsu WL, Chen YC, Chen RM, Chen SC, Hsieh JT. The effect of electrocoagulation on the sinusoids in the human penis. Journal of Andrology. 25(6):954-9, 2004.

49.Chen SC, Hsieh CH, Hsu GL, Wang CJ, Wen HS, Ling PY, Huang HM, Tseng GF. The progression of the penile vein: could it be recurrent? Journal of Andrology. 26(1):56-63, 2005 .

50.Hsieh CH, Wang CJ, Hsu GL, Chen SC, Ling PY, Wang T, Fong TH, Tseng GF. Penile veins play a pivotal role in erection: the hemodynamic evidence. International Journal of Andrology. 28:88-92, 2005.

51. Hsu GL, Lin CW, Hsieh CH, Hsieh JT, Chen SC, Kuo TF, Ling PY, Huang HM, Wang CJ, Tseng GF. Distal ligament in human glans: a comparative study of penile architecture. Journal of Andrology. 26(5):624-628, 2005.

52.Wen HS, Hsieh CH, Hsu GL, Kao YC, Ling PY, Huang HM, Wang CY and Einhorn EF: The synergism of penile venous surgery and oral sildenafil in treating patients with erectile dysfunction. International Journal of Andrology. 28:297-303,2005.

53.Hsu GL, Ling PY, Hsieh CH, Wang CJ, Chen CW, Wen HS, Liu LJ, Huang HM, Einhorn EF, Tseng GF. Outpatient varicocelectomy performed under local anesthesia. Asian J Androl 7(4):439-444, 2005.

54.Hsu GL, Hsieh CH, Wen HS, Ling PY, Chen SY, Huang HM and Tseng GF. Formulas for determining the dimensions of venous graft required for penile curvature correction. International Journal of Andrology. 29:515-20, 2006.
55.Hsu GL: The hypothesis of human penile anatomy, erection hemodynamic and their clinical applications. Asian Journal of Andrology 8(2):225-234, 2006.
56.Hsu GL, Chen HS, Hsieh CH, Ling PL, Wen HS, Liu LJ, Chen CW and Liu MW. Insufficient response to venous surgery: is penile vein recurrent or residual? Journal of Andrology 27(5):700-706, 2006.
57.Hsu GL, Chen HS, Hsieh CH, Chen RM, Wen HS Liu LJ and Chua C. Long-term result of an autologous venous grafting for penile morphological reconstruction. Journal of Andrology. 28 (1):186-193, 2007.
58.Hsu GL, Hsieh CH, Chen HS, Ling PY, Wen HS, Huang HM, Liu LJ, Chen CW, and Chua c. The Advancement of Pure Local Anesthesia for Penile Surgeries: Can an Outpatient Basis be Sustainable? Journal of Andrology. 28 (1):200-205, 2007.
59.Hsu GL Editorial comments (508-9) in, Paez A, Mejias J, Vallejo J, Romero I, De Castro M, Gimeno F. Long-Term Patient Satisfaction after Surgical Correction of Penile Curvature via Tunical Plication. International Brazilian Journal of Urology. Vol. 33 (4): 502-509, July - August, 2007.
60.Hsu GL, Chen HS, Hsieh CH, Lee WY, Chen KL and Chang CH. Salvaging Penile Venous Stripping Surgery. Journal of Andrology. 31(3):250-260, 2010.
61.Hsu GL, Chen HS, Hsieh CH, Lee WY, Chen KL and Chang CH. Clinical Experience of a Refined Penile Venous Surgery Procedure for Patients with Erectile Dysfunction: Is It a Viable Option? Journal of Andrology.31(3):271-280,2010.
62.Hsieh CH, Chen HS, Lee WY, Chen KL and Chang CH and Hsu GL. Salvage Penile tunical surgery. Journal of Andrology. 31(5):450-6, 2010
63.Hsieh CH, Liu SP, Hsu GL Chen HS, Molodysky E, Chen YH, Yu HJ. Advances in our understanding of mammalian penile evolution, human penile anatomy and human erection physiology: Clinical implications for physicians and surgeons. Med Sci Monit. 2012 18(7) RA118-125.
64.Hsu GL, Hung YP, Tsai MH, Hsieh CH, Chen HS, Molodysky E, Huynh CC, and Yu HJ. Penile veins are the principal component in erectile rigidity: a study of penile venous stripping on defrosted human cadavers, Journal of Andrology. 2012, 33:1176-1185.
65.Hsu GL. "Physiological approach to penile venous stripping surgical procedure for patients with erectile dysfunction (Patent No.: US 8,240,313, B2). "http://www.

google.com/patents/US20110271966. (The ultimate method of Hsu' s venous stripping, an USPTO patent)

66.Molodysky E, Liu SP, Huang SJ, Hsu GL. Penile vascular surgery for treatment of erectile dysfunction: Current role and future direction. Arab Journal Urology, 2013, 11:254-266. http://dx.doi.org/10.1016/j.aju.2013.05.001.

67.Hsu GL, Zaid UX, Hsieh CH, Huang SJ. Acupuncture assisted regional anesthesia for penile surgeries. Transl Androl Urol 2013; 2(4):291-300. doi: 10.3978/j.issn.2223-4683.2013.12.02.

68.Hsu GL, Huang YP, Tsai MH, Chang HC, Liu SP, Molodysky E, Hsu MCY. : The venous drainage of the corpora cavernosa in the human penis, Arab J Urol2013; 11, 384-391. http://dx.doi.org/10.1016/j.aju.2013.04.002 .

69.Hsu GL, Molodysky E, Liu SP, Chang HC, Hsieh CH, Hsu CY: Reconstructive surgery for idealizing penile shape and erectile functional restoration on patients with penile dysmorphology and erectile dysfunction. Arab J Urol 2013; 11(4):375–383.

70.Hsu GL, Chen HS, Huang SJ. Does tunica anatomy matter in penile implant? Transl Androl Urol 2014; 4(4):406-412. doi: .3978/j.issn.2223-4683.2014.03.04

71.Hsu GL, Hill JW, Chen HS, Huang SJ. Novel pilot films providing a dispensable information in pharmaco-cavernosography. Transl Androl Urol 2014; 4(4):398-405. doi: 10.3978/j.issn.2223-4683.2014.03.03

72.Hsu GL, Hill JW, Hsieh CH, Liu SP and Hsu CY: Venous ligation: A novel strategy for glans enhancement in penile prosthesis implantation. BioMed Research International Volume 2014 (2014), Article ID 923171, 7 pages http://dx.doi.org/10.1155/2014/923171

73.Hsu GL, Hsieh CH and Chen SC. Human penile tunica albuginea: Anatomy discovery, functional evidence and role in reconstructive and implant surgery. Globe Advancement Research Journal of Medical Science, 3(12): 400-407, 2014.

74.Hsieh CH, Huang YP, Tsai MH, Chen HS, Huang PC, Lin CW, Hsu GL: Tunical Outer Layer Plays an Essential Role in Penile veno-occlusive Mechanism Evidenced from Electrocautery Effects to the Corpora Cavernosa in Defrosted Human Cadavers. Urology, 86(6): 1129-36, 2015,.

75.Hsieh CH, Tai HC, Hsu GL, Chen CC and Hsu CY: Herb formula enhances treatment of impotent patients after penile venous stripping, a randomized clinical trial. Andrologia 2016, volume 48, issue 7 page 754-760.

76.Hsieh CH, Chen CW, Hung Meng Huang, Hollis Johnson, Ru-Jeng Teng and Hsu GL. Penile venous stripping surgery is a viable option for erectile dysfunction after unsuccessful vascular interventions. Clinical Practice, 14(1): 86-94, 2017.

77.Geng-Long Hsu, Hollis Johnson, Hung-Meng Huang, Ru-Jeng Teng, Chih-Yuan Hsu. Is the psychogenic factor an exclusive contributor to erectile dysfunction in a man under thirty? Neuropsychiatry (London) 8(6), 1815–1827, 2018.

78.Cheng-Hsing Hsieh, Geng-Long Hsu, Shang-Jen Chang, Stephen Shei-Dei Yang, Shih-Ping Liu and Ju-Ton Hsieh. Surgical niche for the treatment of erectile dysfunction. International Journal of Urology, 27, 117—133, 2020.

79.性學報告書，許耕榕著，初版，台北，三思堂文化事業有限公司，1998年6月

80.Hsu GL.: Peyronie' s disease. In: APSIR BOOK on Erectile Dysfunction, 1st ed. Edited by Kim, Y. C. and Tan, H. M. Malaysia: Pacific Cosmos Sdn Bhd, chapt. 18, pp. 200-212, 1999.

81.雄風再起、威而鋼外新主張，許耕榕著；初版，台北，三思堂文化事業有限公司，2000年6月。

82.Outpatient surgery for male potency, Hsu GL. ed. 1st ed. Taiwan Book Store. August, 2002.

83.幸會性彙，許耕榕著；初版，台北，臺灣書店， 2002年10月。

84.A laboratory manual for potency microsurgery，Hsu GL. Hsieh CH. eds., 1st ed. Taipei，MPRC, TMUH, February 2003.

85.功能再造門診手術，許耕榕著；初版， 台北，台北醫學大學附設醫院；顯微手術性功能重建中心，2003年3月。

86.命根子終極解密，許耕榕著；時報出版社，台北，2011年2月。

87.命根子終極解密，許耕榕著；河南科學技術出版社，鄭州，2013年6月。

88.屌醫學，許耕榕著；我們出版社，台北， 2011年2月。

89.Hsieh CH. Hsu GL: Current Role of Vascular Surgery (Arterial and Venous) in Erectile Dysfunction. In: International book of erectile dysfunction, 1st ed. Edited by Djordjevic, M. L. and Martins F. E. New York: Nova Publisher, chapt. 9, pp. 130-157.

90.屌醫學，許耕榕著；讀客出版社，上海， 2016年。

91.Hsu, G-L. (2018). Erection Abnormality. In M. K. Skinner (Ed.), Encyclopedia of Reproduction. vol. 1, pp. 382–390. Academic Press: Elsevier. http://dx.doi.org/10.1016/B978-0-12-801238-3.64374-X

92.Hsu, G-L., & Liu, S-P. (2018). Penis Structure. In M. K. Skinner (Ed.), Encyclopedia of Reproduction. vol. 1, pp. 357–366. Academic Press: Elsevier. http://dx.doi.

org/10.1016/B978-0-12-801238-3.64602-0

93.Hsu, G-L., & Lu, H-C. (2018). Penis Structure—Erection. In M. K. Skinner (Ed.), Encyclopedia of Reproduction. vol. 1, pp. 367–375. Academic Press: Elsevier. http://dx.doi.org/10.1016/B978-0-12-801238-3.64603-2

94.Liang, J-y., Chang, H-C., & Hsu, G-L. (2018). Penis Endocrinology. In M. K. Skinner (Ed.), Encyclopedia of Reproduction. vol. 1, pp. 376–381. Academic Press: Elsevier. http://dx.doi.org/10.1016/B978-0-12-801238-3.64604-4

95.Huang, P-C., & Hsu, G-L. (2018). Vascular Surgery for Erectile Dysfunction. In M. K. Skinner (Ed.), Encyclopedia of Reproduction. vol. 4, pp. 427–436. Academic Press: Elsevier. http://dx.doi.org/10.1016/B978-0-12-801238-3.64804-3

96.Geng-Long Hsu, Cheng-Hsing Hsieh, and Eric Allaire (2020): Vascular (Arterial and Venous) surgery for Erectile Dysfunction. In: Textbook of Male Genitourethral Reconstruction, 1st ed. Edited by Francisco E. Martins, Sanjay B. Kulkarni and Tobias S. Köhler. Cham, Switzerland: Springer Nature. Chapt. 50, pp. 663-677. (2020-01-01出版)

97.Fuchs, A. M., Mehringer, C. M. & Rajfer, J. Anatomy of penile venous drainage in potent and impotent men during cavernosography. Journal of Urology, 141, 1353-1356,1989.

98.Elhanbly, S., Abdel-Gaber, S., Fathy, H., El-Bayoumi, Y., Wald, M. & Niederberger, C. S. Erectile dysfunction in smoker: A penile dynamic and vascular study. Journal of Andrology, 25, 991-995, 2004.

99.Anonymous. FDA approves oral therapy for erectile dysfunction. American Journal of Health-System Pharmacology, 55, 981-984, 1998.

100.Chen, K. K., Chen, M. T., Lo, K. Y., Chang, L. S. Dynamic infusion cavernosometry and cavernosography in the evaluation of vasculogenic impotence. Chinese Medical Journal, 57, 266-273, 1996.

101.Halliday D. Pascal' s principle, fluids. In: Halliday D, Resnick R, Walker J, eds. Fundamentals of Physics. New York: J Wiley 355-356, (1997.

102.Montague DK, Barada JH, Belker AM, et al. Clinical guidelines panel on erectile dysfunction: summary report on the treatment of organic erectile dysfunction. Journal of Urology, 156:2007-2011, 1996.

103.Newman, H. F., Northrup, J. D., and Devlin, J. Mechanism of human penile erection.Invesgational Urology, 1: 350–353, 1964.

國家圖書館出版品預行編目資料

男性雄風再造解密 / 許耕榕著. -- 初版.
-- 新北市：金塊文化, 2020.08
184面；17x23公分. -- (實用生活；55)
ISBN 978-986-98113-7-8(平裝)
1.泌尿生殖系統疾病 2.性功能障礙 3.男性
415.856 109010286

實用生活55

男性雄風再造解密

金塊文化

作　　者：許耕榕
發 行 人：王志強
總 編 輯：余素珠
美術編輯：JOHN平面設計工作室
繪　　圖：盧秀禎

出 版 社：金塊文化事業有限公司
地　　址：新北市新莊區立信三街35巷2號12樓
電　　話：02-2276-8940
傳　　真：02-2276-3425
E-mail：nuggetsculture@yahoo.com.tw

匯款銀行：上海商業銀行 新莊分行（總行代號 011）
匯款帳號：25102000028053
戶　　名：金塊文化事業有限公司

總 經 銷：創智文化有限公司
電　　話：02-22683489
印　　刷：大亞彩色印刷
初版一刷：2020年8月
定　　價：新台幣350元

ISBN：978-986-98113-7-8（平裝）